这本书能让你控血糖
有声版

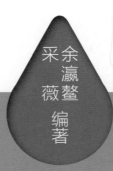

余鳌
采薇
编著

中国轻工业出版社

图书在版编目（CIP）数据

这本书能让你控血糖：有声版 / 余瀛鳌，采薇编著
. —北京：中国轻工业出版社，2022.10
ISBN 978-7-5184-4055-9

Ⅰ. ①这… Ⅱ. ①余… ②采… Ⅲ. ①糖尿病—防
治 Ⅳ. ①R587.1

中国版本图书馆CIP数据核字（2022）第117198号

责任编辑：关　冲　付　佳　　责任终审：李建华　　整体设计：锋尚设计
策划编辑：付　佳　　　　　　责任校对：朱燕春　　责任监印：张京华

出版发行：中国轻工业出版社（北京东长安街6号，邮编：100740）

印　　刷：北京博海升印刷有限公司

经　　销：各地新华书店

版　　次：2022年10月第1版第1次印刷

开　　本：710×1000　1/16　印张：12.5

字　　数：200千字

书　　号：ISBN 978-7-5184-4055-9　定价：49.80元

邮购电话：010-65241695

发行电话：010-85119835　传真：85113293

网　　址：http://www.chlip.com.cn

Email：club@chlip.com.cn

如发现图书残缺请与我社邮购联系调换

220455S2X101ZBW

目 录

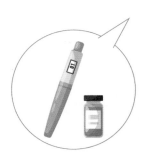

第三章　控制血糖首先要管住嘴

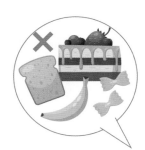

第四章　好吃营养的控糖食谱

（主食类）

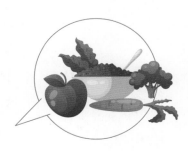

第五章　量身定制，选对运动处方

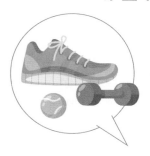

第六章　关注生活细节，不让血糖忽高忽低

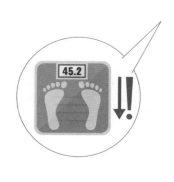

第七章　不光要控血糖，还要严防并发症

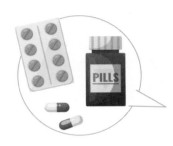
第八章　善用中药调理，画龙点睛的药膳方

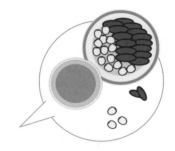

第九章　经络穴位保健，辅助控血糖

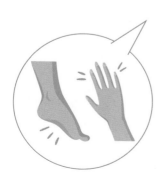

第一章

血糖异常早发现

我国糖尿病患病率高达11.2%，成人患者知晓率只有36.5%，治疗率仅有32.2%。对于糖尿病，早发现、早控制、早治疗是关键。

哪些人群要警惕糖尿病的发生

二维码

　　糖尿病的病因尚未完全明确，它不是单一病因所致的单一疾病，而是多种病因所引起的综合征，主要与遗传、自身免疫及环境因素等有关。

　　有些人是糖尿病的易感人群或高危人群。如果有下列任何一项及以上的情况时，一定要引起注意。由于糖尿病病程发展缓慢，患者早期可能没有典型的症状，所以要注意定期监测血糖，做到早发现、早控制、早治疗。

　　①超重或肥胖者

　　尤其是腹部肥胖，即中心型、苹果型肥胖者危险系数更高。中国人有糖尿病的易感性，当性别、年龄、肥胖程度相同时，亚裔人群（特别是东亚人）患糖尿病的风险增加60%。所以，我国控制肥胖的标准需要更严格，才能有效降低患糖尿病的风险。

　　②有糖尿病家族史者

　　糖尿病有遗传因素，尤其是一级亲属（指父母、子女）中有糖尿病患者时更应提高警惕。

　　③高血压、高血脂、动脉硬化及心脑血管疾病患者

　　高血压、高血脂、高血糖这"三高"常常结伴同行，又被称为"代谢综合征"。如果已经有高血压、血脂异常、动脉粥样硬化、冠心病等心血管疾病者，也要及早进行血糖监测。

　　④年龄超过40岁者

　　90%以上的糖尿病为2型糖尿病，通常在40岁之后发病，常见于中老年人，也可以说它是一种由于人体代谢功能衰退引起的慢性老化性疾病。

　　⑤缺少运动、久坐不动者

　　生命在于运动，如果平时总是久坐不动，人体内分泌及代谢功能都会受到很大影响，这样的人是糖尿病的后备军。

　　⑥脂肪肝患者

　　脂肪肝患者不少都兼有糖尿病，糖尿病合并脂肪肝的发病率高达50%左右。这与肥胖、脂肪摄入过多、运动不足等相似的发病因素有关。

　　⑦长期嗜好甜食者、酒肉过度者及吸烟者

　　糖尿病与饮食的关系极大，有不良饮食习惯及嗜好者是高危人群。

⑧有过妊娠糖尿病及生过巨大儿的女性

怀孕时曾有过妊娠糖尿病或糖耐量异常，以及生过4千克以上巨大婴儿的女性，日后罹患糖尿病的风险高于其他人群，30%的妊娠糖尿病女性以后可能发展为2型糖尿病。

⑨接受某些特殊药物治疗者

长期接受抗精神病药物、抗抑郁药物治疗者及多囊卵巢综合征患者，易因药物治疗引起继发性糖尿病。

有这些症状快去检查血糖指标

二维码

糖尿病的发生、发展比较隐匿，常常被人们忽视。

临床数据显示，25%的患者并未意识到自己患有糖尿病，90%的人不知道自己处于糖尿病前期。而糖尿病前期患者中，15%～30%将在5年内发展为2型糖尿病。

很多患者没有明显症状，只有在血糖监测时才发现血糖异常，而此时往往已经造成了身体损害。如果对身体的警示不够重视，病情往往会在不知不觉中发展，从轻到重，治疗难度也会大大增加。

糖尿病分期

①1期糖尿病（隐匿期）

可能没有典型症状，或仅有轻度口渴乏力，超重或肥胖。血糖增高不明显者需做血液检查才能确诊。

②2期糖尿病（症状期）

出现典型多饮、多尿、多食、体重减轻（即"三多一少"）症状，伴有体力减退。

③重症糖尿病（并发症期）

患者容易发生酮症酸中毒等急性并发症，并容易出现血管、神经、眼部、肾脏等器官的慢性并发症。

身体发出的警示信号

了解身体发出的警示信号，有助于糖尿病的及早诊断和干预治疗，延缓糖尿病及其并发症的出现。如果出现了下面这些身体不适，建议尽快去医院监测血糖。

● 在正常环境下经常感觉口干、口渴，喝水很多仍不能缓解，多饮是糖尿病的典型症状之一。

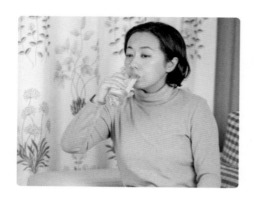

● 饥饿感明显，总想进食，饿了必须马上吃东西，否则就手抖、心慌、出虚汗、全身无力。

● 原本胖乎乎的，进食量没有减少，也没有刻意减肥，短时间内体重突然无故减轻，出现不明原因的消瘦。

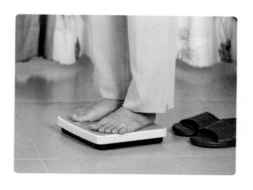

● 小便次数频繁，夜尿多，且尿量大，多尿是糖尿病的典型症状之一。

● 经常感觉疲乏无力，精力、体力减退，身体虚弱，总觉得很累。

● 皮肤有伤口或疖肿，溃破时不易治愈，尤其是手部和足部，皮肤愈合需要很长时间。

● 四肢及手部、足部有刺痛感或麻木感、烧灼感，晨起时更为明显。

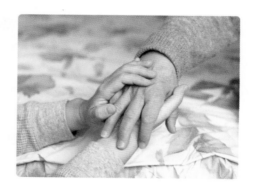

● 皮肤瘙痒，尤其是外阴瘙痒，尿路感染反复发作，不易治愈。

● 过早出现视力障碍，不明原因的双眼视力明显减退，视物模糊。

● 烦躁，喜怒无常。

● 不明原因的性功能障碍。

你会看血糖化验单吗

二维码

化验单上的空腹血糖、餐后血糖、随机血糖和糖化血红蛋白都是什么意思？反映了什么情况？记住下面这些数字指标，对了解掌握病情变化非常重要。

空腹血糖

空腹血糖是指在隔夜空腹（8~10小时未进任何食物，饮水除外）后，早餐前采血所测定的血糖值，为糖尿病最常用的监测指标，一般能反映基础胰岛素的分泌功能。

正常人的空腹血糖值为3.9~6.1毫摩/升。

餐后血糖

检查餐后血糖最常用的方法是"口服葡萄糖耐量试验"。口服75克葡萄糖2小时后，监测血糖值。餐后2小时血糖值常用于诊断糖耐量异常等早期糖尿病。

正常人的餐后2小时血糖值为3.9~7.8毫摩/升。

随机血糖

随机血糖是指不考虑上次用餐时间，一天中任意时间的血糖。随机血糖如果≥7.8毫摩/升，要进一步做糖耐量和胰岛素的检查。随机血糖是判断糖尿病的一个辅助指标。

空腹血糖及餐后血糖指标

血糖状况	空腹血糖（毫摩/升）	餐后2小时血糖（毫摩/升）
正常血糖	<6.1	<7.8
空腹血糖受损	6.1~7.0	<7.8
糖耐量减低	<7.0	7.8~11.1
糖尿病	≥7.0	≥11.1

糖化血红蛋白（HbA1c）

糖化血红蛋白可反映人体最近1~2个月内的血糖情况，不受抽血时间、是否空腹、是否运动、是否使用胰岛素等因素干扰，是反映血糖控制好坏最有效、最可靠的指标，也是糖尿病诊断和治疗的重要指标。糖化血红蛋白正常值为4%~6%，如果超过6.5%，其他指标也异常的话，糖尿病的帽子就要戴上了。

糖尿病的诊断标准

诊断标准	静脉血浆葡萄糖（毫摩/升）或HbA1c（%）
典型的糖尿病症状（三多一少：烦渴多饮、多尿、多食、不明原因的体重下降）	
加上随机血糖	≥11.1
或加上空腹血糖	≥7.0
或加上餐后2小时血糖	≥11.1
或加上HbA1c	≥6.5

出自《中国2型糖尿病防治指南（2020年版）》

诊断为"糖耐量减低"时该做什么

二维码

糖耐量减低是糖尿病的必经阶段

糖尿病不是一天形成的，疾病的发生、发展是一个缓慢的从量变到质变的过程，而身体出现最早的异常就是"糖耐量减低"，说明机体耐受葡萄糖的能力已经下降，胰岛功能受损，但还没有达到糖尿病的程度，不足以诊断为糖尿病，也可以说是糖尿病的前期。

如果在血糖监测中，空腹血糖正常或偏高一点（<7.0毫摩/升），餐后2小时血糖偏高，为7.8~11.1毫摩/升，即为"糖耐量减低"。

每个2型糖尿病患者都会经历"糖耐量减低"这个过程，它是糖尿病的必经阶段和预警信号。如果化验结果是"糖耐量减低"，千万不要掉以轻心，觉得血糖只是偏高一点，又不是糖尿病，不需要治疗就万事大吉。这类人群不及时干预的话，发展为糖尿病只是时间问题。

防治疾病发展的最佳时期

糖耐量减低阶段属于一个可逆的阶段，是人体处于糖代谢紊乱的代偿性阶段，向2型糖尿病发展的过渡阶段，而这个阶段也是预防和控制糖尿病的最佳时期。经过及时有效的干预，有些人是可以恢复血糖正常、不转为糖尿病的，而大部分人可以维持此阶段不再发展，也能把糖尿病并发症的危险降到最低。

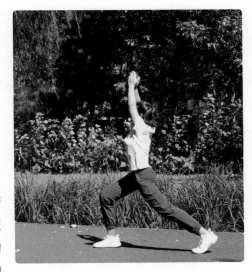

糖耐量减低者往往已经存在一些糖尿病的特征性表现，甚至已经出现糖尿病并发症的苗头，除了不需要使用药物治疗外，在生活方式的调整及日常养护方面，与糖尿病患者是一样的。

如果已经是糖耐量减低者，需要马上调整饮食结构，加强运动，减轻体重5%~10%，周期性复查血糖。

确诊糖尿病后如何综合调治

二维码

糖尿病的发生、发展与不良生活方式有很大关系，所以，除了药物治疗外，改善生活方式也是必不可少的辅助措施。只有在控制饮食、加强运动、密切监测、合理用药、调节情绪等方面的共同作用下，血糖才能做到有效控制。这是一个综合调治的过程，单独强调某一方面而忽视其他方面，控糖效果都会大打折扣。

①血糖监测

经常观察和记录血糖水平，系统监测病情，是治疗的中心环节，可随时掌握病情发展，为制订合理的治疗方案提供依据。家用血糖仪是糖尿病患者必须配备的仪器。

②控制饮食

控制饮食是预防和治疗各类型糖尿病的基础。日常饮食应合理控制总热量，注意食物合理搭配，避免暴饮暴食，以减轻胰岛负担，改善症状。

③加强运动

加强运动是治疗糖尿病的保障，有助于控制血糖和体重，并能健脾强身，保持身心健康，增添生活乐趣。应长期坚持有氧运动，以"劳而不倦"为度。

④保证睡眠

晚间睡眠是调节内分泌的关键时期，血糖高者要避免过度劳累、熬夜，保证充足的睡眠，这对身体内分泌系统的修复、改善病情非常重要。

⑤控制体重

超重肥胖，尤其是腰围超标，是糖尿病的诱发因素，需加以控制。而体重突然减轻，是病情加重的信号，也要引起重视。糖尿病患者保持合理体重，血糖才会更平稳。

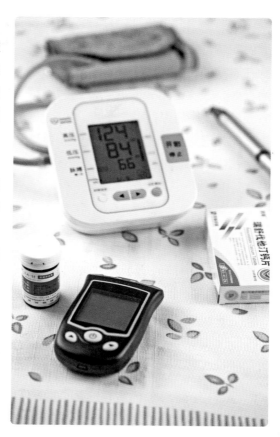

⑥合理用药

合理用药是控制糖尿病的主要手段。药物治疗包括口服降糖药物（西药、中药）和胰岛素治疗。糖尿病患者要信任医生，谨遵医嘱服药。

⑦调节情绪

好心情是治疗疾病的精神药物，对调节内分泌系统、心血管系统等疾病尤为重要。注意调节自己的情绪，保持心平气和的状态，能起到改善病情的作用。

血糖要控更要稳

二维码

血糖波动危害大

糖尿病是一种病程较长的慢性病，控糖以平稳为佳。

糖尿病患者由于内分泌失调，体内胰岛素的调节能力下降，对血糖的控制和承受能力都比较差。服用了大量降糖药物或注射胰岛素之后，血糖突然快速降低，身体往往难以适应较低的血糖水平，从而出现血糖大幅波动、忽高忽低。这种情况反而会加重身体损害，危害性甚至超过高血糖本身。

研究发现，血糖波动对胰岛细胞功能以及糖尿病大血管和微血管病变都具有显著影响。即使血糖不是很高，但血糖波动大同样会导致并发症，尤其是增加心脑血管疾病的发生率与死亡率。

因此，在控制好血糖的同时，一定要避免血糖大幅波动。控糖"求稳不求快"，哪怕是血糖降得慢一点，也要让身体有一个适应和调整的过程，避免出现忽高忽低的状况。尤其是对于高龄老年人，缓慢而平稳的降糖更为安全。

严防低血糖

血糖降得太快还容易出现低血糖，对糖尿病患者是一个潜在的危险因素。尤其是血糖非常高、用药量大的患者，身体已经习惯了高血糖的环境，血糖突然调节到正常状态时，可能会出现低血糖的症状。严重低血糖时会发生昏迷，对神经系统的影响极大，如不及时进行抢救治疗，短时间内就会造成不可恢复的脑组织损害，甚至死亡，其危害性远远大于高血糖，非常凶险。

小提示

★ 低血糖是指成年人空腹血糖浓度低于2.8毫摩/升。糖尿病患者血糖值≤3.9毫摩/升即可诊断为低血糖。

★ 低血糖的主要症状为心慌、出冷汗、面色苍白、饥饿感强烈、手发抖、头晕、头痛、嗜睡、疲倦乏力、视物模糊、恶心呕吐等，严重者还可能出现情绪不稳定、躁动、易怒甚至昏迷。

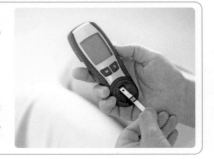

老年人血糖控制可适当放宽

二维码

　　鉴于低血糖对人体的危害，对于年龄较大的糖尿病患者，血糖的控制不宜太严格。只要日常活动正常，没有明显不适和并发症，血糖适当偏高些反而比较安全，千万不要因为严格控制血糖而发生更加危险的低血糖情况。

年龄段	总体原则	空腹血糖（毫摩/升）	餐后2小时血糖（毫摩/升）	糖化血红蛋白（%）
70岁之前的人群	身体基本状况较好、无明显并发症者，血糖接近达标范围即为良好	4.0~7.8	6.0~10.0	5.5~7.5
70岁之后的老年人	血糖水平可适当放宽	7.0~9.0	8.0~11.1	7~7.5

第二章

做好血糖监测，掌握血糖变化

血糖监测有日常在家自行完成的，也有在医院检查操作的，二者都需要患者详细记录或保留检查结果，这对糖尿病的诊疗是最可靠的依据。

10:43
4.5

在家自我监测都要测什么

二维码

自我监测是糖尿病整体治疗的重要组成部分之一。在生活中做好自我监测，可以及时掌握病情的发展及控制状况，给医生调整用药提供参考，也有利于预防、发现和治疗各种并发症，起到延缓病情发展，指导合理饮食、运动，提高生活质量的作用。

①指测血糖值

用家用血糖仪测定的血糖值。血糖稳定者一般应每1～2周测一天空腹、餐后2小时和睡前血糖。注射胰岛素者应根据治疗方案增加监测次数。

②日常症状

在何时出现哪些不适（如眼睛、皮肤、手足、心脏等），到什么程度，以前的不适症状有何发展或改善等。

③用药情况

服药（或注射胰岛素）的品种、时间、药量以及服药后的反应、有何不适。

④饮食情况

详细记录每天摄入热量的情况，包括三餐及加餐、零食的品种、进食量。

⑤运动情况

每日运动量，运动时间，运动中及运动后是否有不适。

⑥其他体征

血压、体重、腰围等。

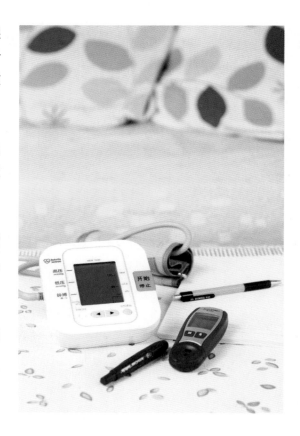

居家自我监测必备物品

二维码

①家用血糖仪

快速测量血糖的仪器和相配套的试纸。

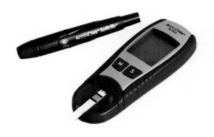

②体重计

称体重的小地秤，可以同时测量体脂的体脂秤更好。

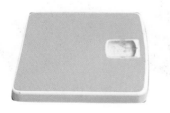

③腰围尺（软尺）

测量腰围用。

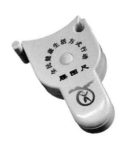

④家用血压计

最好选择上臂式电子血压计，在准确性及方便性上更好。

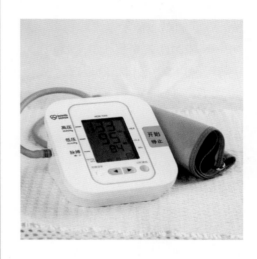

⑤笔记本

记录检查结果、血糖数值、体重变化、身体不适等，每次去医院要给医生看。

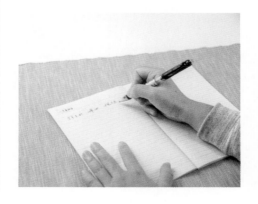

使用家用血糖仪的方法和步骤

二维码

医院门诊的静脉血血糖测试满足不了全天血糖监控的要求，尤其是对于使用胰岛素或口服降血糖药物的糖尿病患者，因此自己在家监测血糖十分必要，家用血糖仪已经成为糖尿病患者的必备品。

目前市场上的家用血糖仪品种很多，尽量选择操作方便、小巧、可以随身携带的，即便出门在外，也能随时监测血糖变化。

不同血糖仪的使用方法大同小异。购买后应先阅读说明书，学会如何操作，了解可能影响监测结果的因素，避免因操作不当导致结果不准确。

第一步：检查

应先检查试纸型号代码是否与仪器相配，试纸是否过期或变质，以免出现测量误差。

小提示

★ 试纸会受到温度、湿度、光线、化学物质等因素的影响而发生变化，因此要注意试纸的贮存，避免潮湿，要放在干燥阴凉的地方，手指不要触及测试区。

★ 购买时要选择单独包装、有效期长的血糖仪。

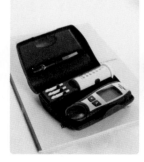
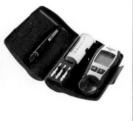

第二步：采血

①洗手，采血部位用酒精消毒。

②采血前手臂先下垂30秒，使指尖充分充血。

③将采血针头装入刺指笔中，根据手指皮肤厚度选择穿刺深度。扎针刺破手指后，让血慢慢溢出，取适量血。

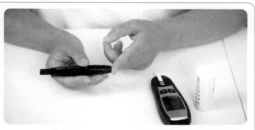

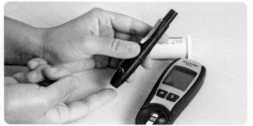

小提示

★ 采血时，最好选择无名指指尖两侧皮肤较薄处，因为手指两侧血管丰富，神经末梢分布较少，针扎不仅不痛，而且出血充分，不会因血量不足影响监测结果。

★ 采血部位要交替轮换，不要长期扎在同一个地方。

★ 手指消毒后，一定要等酒精挥发后再采血。

★ 刺破手指后，切忌用力挤压扎针部位，以免稀释血液标本，使血糖监测结果偏低。

第三步：读取数据

①将血液滴在血糖试纸指示孔上，再把血糖试纸插入血糖仪中。

②等待一会儿，读出血糖值。

③记录血糖值和监测时间。

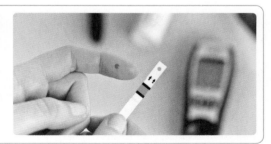

小提示

★ 也有的血糖仪需先将试纸插入血糖仪中，再将血滴在试纸上。

★ 测试时试纸条应完全插到测试孔的底部，否则监测值容易不准。

仪器保养

● 平时要将血糖仪放置在干燥清洁处，不要让小孩、宠物触及。

● 测血糖的试纸要放在冰箱冷藏室内保存，注意不要使用过期试纸。

● 定期用棉签或软布蘸清水擦拭血糖仪，清除血渍、碎屑、灰尘等。

监测次数和时间安排有讲究

二维码

糖尿病监测要为治疗提供依据，所以要尽可能准确。监测的次数和时间要根据病情的实际需要来决定。患者应遵照医生指导，详细记录血糖值。

血糖稳定者1～2周测一天

血糖稳定的糖尿病患者不必频繁地测血糖。一般每1～2周测1天空腹、餐后2小时和睡前血糖即可。使用胰岛素的患者，应监测早晨空腹血糖、餐前及餐后2小时血糖以及睡前血糖，必要时还需测定午夜血糖。

换药前后要勤测

开始使用胰岛素或口服降糖药及需要调整治疗方案或更改药量时，要勤测血糖。一般在开始调整剂量的前2周，每周应连续测3天空腹、餐后2小时和睡前血糖，以便了解不同时段内血糖的控制情况，确定适宜的药物剂量。

出现低血糖要监测空腹及夜间血糖

当近期经常出现低血糖时，最好监测餐前血糖和夜间血糖，因为低血糖更常发生于餐前和夜间。而当近期血糖常常较高时，应该监测空腹及餐后2小时血糖，这样更能准确地反映血糖升高的程度。

以下情况要加测

血糖不容易控制的1型糖尿病患者、胰岛素功能差的2型糖尿病患者，以及血糖波动大或合并有其他疾病者，应增加血糖测定次数，一般为每周测2～3次全天7个时间点的血糖。血糖比较稳定时，可酌情减少测定次数。

出现各种打乱平时常规生活的情况（如生病、手术、外出等）时，应增加血糖监测次数。

特殊状况时要监测随机血糖

在某些特殊情况下，还要进行随机血糖监测。

● 糖尿病患者在运动前后和饮酒之后容易发生严重低血糖，这个时候监测血糖很有必要。

● 糖尿病患者驾车外出前也应监测血糖，因为低血糖状态下驾车是非常危险的。

● 在感冒发热、情绪波动、自我感觉不适时也需要加测血糖。

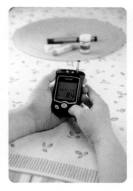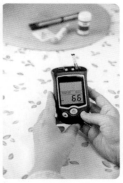

不同病情者的血糖监测次数及时间表

患者病情及状况	监测次数	1天测血糖的时间点								
		1 空腹血糖	2 早餐后2小时血糖	3 午餐前血糖	4 午餐后2小时血糖	5 晚餐前血糖	6 晚餐后2小时血糖	7 睡前血糖	8 午夜血糖	9 随机血糖
血糖较稳定的患者	每1~2周测1天	√	√		√		√	√		
使用胰岛素的稳定患者	每1~2周测1天	√	√	√	√	√	√	√		
开始用药或调整药量者	用药前2周，每周连续测3天	√	√		√		√	√		
近期出现低血糖	加测	√		√		√			√	
近期血糖较高	加测	√	√		√		√			
血糖控制不稳，波动大	每周测2~3天	√	√	√	√	√	√	√		
生病、外出、运动、饮酒、激动	加测									√

★ 一日多次的血糖监测更能准确反映患者血糖变化的全貌，不同时间点有不同的临床意义，有利于病情判断。如果只根据一次血糖监测结果，或不定时的随机监测结果来判断病情，往往会出现偏差。因此，理想的自我血糖监测，应是每天多时间点测定血糖。

★ 上表中，1~7为全天7个时间点的"血糖谱"，是一天比较完整的血糖记录，而8~9则是特殊情况下需要加测的，也有一定的参考价值。

需要去医院定期检查的项目

二维码

　　糖尿病患者除了在家的自我监测外，还应隔一段时间去医院做更为准确的检查，并保存检查结果，以便前后比对，全面了解血糖控制情况。

　　如在血糖比较稳定、没有出现并发症的情况下，需做以下检查，主要目的是进行代谢控制指标监测和慢性并发症监测。

每2~4个月检查一次

● 静脉血监测血糖 　｜　● 糖化血红蛋白

每6个月至1年检查一次

● 血脂检查 　　　　　● 肝功能检查
● 尿糖检查 　　　　　● 肾功能检查
● 眼底检查 　　　　　● 心电图检查
● 神经系统检查

★ 如果血糖控制不好，已经出现了不同程度的并发症，则应定期到相应科室检查与治疗。

2型糖尿病的综合控制目标

二维码

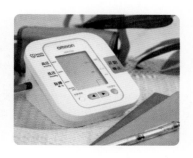

2型糖尿病的控制目标不是仅限于血糖值，而是为了防范糖尿病并发症的发生而采用的综合控制目标。其中包括体重、血压、血脂、尿蛋白等，并根据患者的年龄、病程、预期寿命、并发症严重程度等进行综合考量。

糖尿病综合控制目标

监测指标		目标值
毛细血管血糖（毫摩/升）	空腹	4.4~7.0
	非空腹	<10.0
糖化血红蛋白（%）		<7.0
血压（毫米汞柱）		<130/80
血清总胆固醇（毫摩/升）		<4.5
高密度脂蛋白胆固醇（毫摩/升）	男性	>1.0
	女性	>1.3
甘油三酯（毫摩/升）		<1.7
低密度蛋白胆固醇（毫摩/升）	未合并动脉粥样硬化性心血管疾病	<2.6
	合并动脉粥样硬化性心血管疾病	<1.8
体重指数（千克/米^2）		<24.0
尿白蛋白/肌酐比值	男性	<2.5
	女性	<3.5
尿微量白蛋白排泄率		<20微克/分钟（30.0毫克/天）
主动有氧运动（分钟/周）		≥150

小提示

★ 病程较短、比较年轻、无并发症、未合并心脑血管疾病、无低血糖或其他不良反应的2型糖尿病患者，糖化血红蛋白应控制在<6.5%。年龄超过70岁者可适当放宽至7.5%。

★ 一般糖尿病患者合并高血压，降压目标为<130/80毫米汞柱；老年糖尿病患者收缩压控制目标在140毫米汞柱以下，合并动脉硬化者，如果能够耐受，可控制在130毫米汞柱以下；糖尿病孕妇合并高血压，建议血压控制目标为<135/80毫米汞柱。

如何写"日常监测日记"

二维码

　　糖尿病患者在进行自我监测时，最好能详细填写"日常监测日记"，看病时一定要携带此监测日记，以便医生调整用药。

每天注意观察，记录点滴变化

　　● 详细记录每日测血糖的结果，用彩色笔把血糖超标值涂上红色，血糖偏低值涂上蓝色，以方便查看。

　　● 记录用药情况，如每日用药的品种、数量及时间等。

　　● 记录不适反应及身体异常，如皮肤、四肢、手足、排尿等的改变，均应记录。

　　● 记录自测的体重、血压等状况。

回顾血糖记录，掌握血糖规律

　　仔细查看血糖记录，就可以看出早晚、进食前后、服药前后等的血糖变化情况，从而找到血糖变化的规律，了解血糖在何时、为什么波动的原因。对"异常值"要对应地检查饮食情况，及时改变不合理的饮食及生活习惯。

日常监测日记示例

| 日期 | 用药情况 | 不适症状 | 血糖记录 | | | | | | | | | 体重（千克） | 血压（毫米汞柱） |
			1 空腹血糖	2 早餐后2小时血糖	3 午餐前血糖	4 午餐后2小时血糖	5 晚餐前血糖	6 晚餐后2小时血糖	7 睡前血糖	8 午夜血糖	9 随机血糖		
5.1	8:00 二甲双胍 1片	无	7.1			10						75	150/94
5.10	同上	无	7.4	10		11		10	8				140/87

注：血糖值单位为毫摩/升

第二章

控制血糖首先
要管住嘴

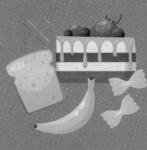

很大程度上，糖尿病是一种吃出来的病，控制血糖首先就要从『吃』上入手，能不能管住嘴是防病治病的第一要务。

如何改善饮食结构

二维码

有人开玩笑说，糖尿病只有两个不能吃："这不能吃，那不能吃"。这也反映了很多糖尿病患者对饮食的误区。其实，并不是什么食物都不能吃，而是要注意饮食结构不合理的问题，如每餐主食过多、肉食过多、蔬菜较少等。因此，控制饮食首先要改善饮食结构。

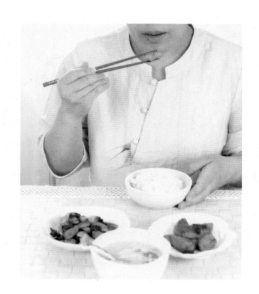

控制食物总量

糖尿病患者要控制好每餐的食物量，使全天摄入的热量和糖分不超标，这是保障血糖稳定的重要因素。

四低：低糖、低盐、低油脂、低胆固醇

在选择食物和烹调时都要注意四低。

● 低糖：控制主食量，减少烹调加糖，减少甜食、甜饮等高糖食物的摄入。

● 低盐：每天用盐量不超过5克，少吃过咸的食物。

● 低油脂：少吃肥腻的高脂肪食物，尤其是含大量饱和脂肪酸和反式脂肪酸的食物，每日烹调用油不超过25克（约30毫升）。

● 低胆固醇：减少动物内脏、蛋黄、蟹黄、鱼子等高胆固醇食物的摄入。

少吃精白米面，多吃粗粮

谷物类食物是每日饮食的基础，不能因为怕血糖高就不吃主食。糖尿病患者每日摄取的碳水化合物应占总热量的55%～60%，包括谷类、薯类及杂豆类250～400克。

● 谷类：多选择加工较少的小麦、燕麦、大麦、糙米、荞麦、玉米等品种，适当减少精白米面的比例。

- 薯类：包括红薯、土豆、芋头等富含碳水化合物的食物。
- 杂豆类：包括绿豆、红豆、花豆、豌豆等食物。

每天1斤蔬菜

糖尿病患者需要高膳食纤维的饮食，而膳食纤维的宝库就是各类蔬菜。每天保证吃1斤即500克左右的多品种蔬菜，对平稳血糖、降低心脑血管疾病风险、预防多种糖尿病并发症非常有益。

增加奶类和大豆类

奶类和大豆类食物是优质蛋白质的良好来源，也是糖尿病患者营养平衡的保证。

- 奶类：在我国居民饮食中普遍摄入不足，建议每天摄入300~500克奶类及奶制品，包括低脂牛奶、酸奶、奶酪等。
- 大豆类：豆腐、豆浆等豆制品每天可摄入30~50克。

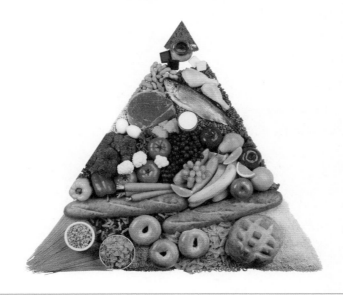

小提示

★ 控制饮食并不等于饥饿疗法。有些糖尿病患者为了控制饮食，一天干脆少吃一顿饭，或者只吃菜、不吃饭、不吃肉，这都是不合理的饮食控制法。过度节食的话，一方面，由于营养不足，人体会出现虚弱现象，脏腑、气血功能下降得更快，体质更差；另一方面，影响正常的肠胃功能，且容易出现低血糖现象，从而危害健康。

计算每日摄入总热量的方法

二维码

　　糖尿病患者控制饮食的第一步就是控制好每天摄入的总热量。那么，每天应该摄入多少热量才能既稳住血糖，又保证身体各项活动的需要呢？这要参照每个人的年龄、性别、身高、体重及日常活动量而定。

每日所需总热量计算公式

　　每日所需总热量＝标准体重（千克）×每日单位体重所需热量（千卡/千克）

计算标准体重

　　男性标准体重（千克）＝身高（厘米）－105
　　女性标准体重（千克）＝身高（厘米）－107

- 标准体重±10%以内为标准。
- ＜标准体重10%为消瘦。
- ＞标准体重10%为超重。
- ＞标准体重20%为肥胖。

每日单位体重所需热量表

体形	劳动强度			
	极轻劳动或卧床	轻度劳动	中度劳动	重度劳动
消瘦（＜10%）	20~25	35	40	40~45
标准（±10%）	20~25	25~30	30~35	40
超重（＞10%）	15~20	20~25	30	35
肥胖（＞20%）	15~20	20~25	30	35

注：（单位：千卡/千克体重）

计算方法举例

　①例1：张先生，中年男性糖尿病患者

58岁，1.77米（177厘米），80千克，办公室管理工作，坐班，轻度劳动。

- 标准体重=177－105＝72（千克）

目前体重（80千克）超出标准体重（72千克）11%，属超重体形。

● 查"每日单位体重所需热量表"，轻度劳动+体形超重，每日单位体重所需热量为25千卡。

● 每日所需总热量＝72×25＝1800（千卡）

经计算，张先生每天需要摄入的总热量为1800千卡。

②例2：王阿姨，老年女性糖尿病患者

70岁，1.60米（160厘米），65千克，退休在家，少锻炼，轻度家务劳动。

● 标准体重＝160－107＝53（千克）

目前体重（65千克）超出标准体重（53千克）23%，属肥胖体形。

● 查"每日单位体重所需热量表"，轻度劳动+体形肥胖，每日单位体重所需热量为20～25千卡。由于老年人普遍存在身高变矮、体重增大的趋势，基础代谢率也在减小，摄入热量宜偏低，所以，建议此值取下限20千卡。

● 每日所需总热量＝53×20＝1060（千卡）

经计算，王阿姨每天需要摄入的总热量为1060千卡，这里取1000千卡。

每日进食量要心中有数

二维码

必须掌握的"食物交换份法"

"食物交换份法"是一种计算食物量的方法。

各种食物根据所含类似营养素的量，分成四大类八小类。

1. 谷薯类：富含碳水化合物的谷薯类食物

2. 蔬果类：富含维生素、矿物质和膳食纤维的蔬菜类、水果类食物

3. 肉蛋乳豆类：富含优质蛋白质的肉鱼蛋类、乳类、大豆类食物

4. 油脂类：富含能量的油脂类和坚果类食物

在各类食物中，将能够提供90千卡热量的食物重量作为一个交换份。

● 1个交换份＝90千卡热量值

在不增加全天总热量的前提下，食物可以进行等值交换。每日进食品种可以在各类食物等价交换表中选择，以丰富饮食种类，形成均衡、合理的膳食结构。

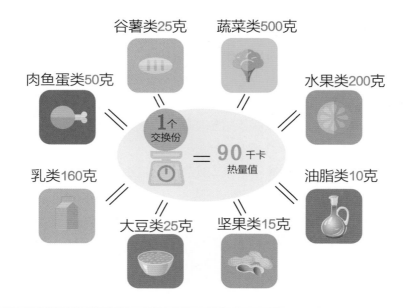

小提示	★ 同类食物可以互相交换。如25克大米，可以与50克玉米或120克土豆互换。 ★ 同一大类不同小类的食物也可以互换。如50克瘦肉可以和100克豆腐互换，二者都是高蛋白食物。 ★ 不同大类，营养素结构不同，则不能互换。如75克鱼不能和25克大米互换。	25克大米　50克玉米　120克土豆 50克鱼肉　100克豆腐　26克鱼　26克大米

各类食物等价交换表

等值谷薯类交换表

食品名称	质量（克）	食品名称	质量（克）
大米　小米　糯米　薏米	25	干粉条　干莲子	25
高粱米　玉米糁	25	油条　油饼　苏打饼干	25
面粉　米粉　玉米面	25	烧饼　烙饼　馒头	35
混合面	25	咸面包　窝窝头	35
燕麦片　莜麦面	25	生面条　魔芋生面条	35
荞麦面　苦荞面	25	红薯	80
各种挂面　龙须面	25	土豆	100
通心粉	25	湿粉皮	150
绿豆　红豆　干豌豆	25	鲜玉米（1根，带棒心）	200

每份谷薯类提供蛋白质约2克，碳水化合物约20克，热量90千卡。

等值蔬菜类食物交换表

食品名称	质量（克）	食品名称	质量（克）
大白菜　圆白菜　菠菜　油菜	500	白萝卜　青椒　茭白　冬笋	400
韭菜　茴香　茼蒿	500	南瓜　菜花　西蓝花	350
芹菜　苤蓝　莴笋　油菜薹	500	鲜豇豆　扁豆　洋葱　蒜苗	250
西葫芦　番茄　冬瓜　苦瓜	500	胡萝卜	200
黄瓜　茄子　丝瓜	500	山药　荸荠　藕　凉薯	150
芥蓝　瓢菜	500	慈姑　百合	100
空心菜　苋菜　龙须菜	500	鲜豌豆	70
鲜豆芽　鲜蘑　水浸海带	500		

每份蔬菜类食物提供蛋白质约5克，碳水化合物约17克，热量90千卡

等值水果类食物交换表

食品名称	市品质量（克）	食品名称	市品质量（克）
柿子　香蕉　鲜荔枝	150	李子　杏	200
梨　桃　苹果	200	葡萄　菠萝	200
橘子　橙子　柚子	200	草莓	300
猕猴桃	200	西瓜	500

每份水果类食物提供蛋白质约1克，碳水化合物约21克，热量90千卡

等值肉鱼蛋类食物交换表

食品名称	质量（克）	食品名称	质量（克）
热火腿　香肠	20	鸡蛋（1大个，带壳）	60
肥瘦猪肉	25	鸭蛋　松花蛋（1大个，带壳）	60
熟叉烧肉（无糖）午餐肉	35	鹌鹑蛋（6个，带壳）	60
熟酱牛肉　熟酱鸭　大肉肠	35	鸡蛋清	150
瘦猪　牛羊肉	50	带鱼	80
带骨排骨	50	草鱼　鲤鱼　甲鱼　比目鱼	80
鸭肉	50	大黄鱼　黑鲢　鲫鱼	80

续表

食品名称	质量（克）	食品名称	质量（克）
鹅肉	50	对虾 青虾 鲜贝	80
兔肉	100	蟹肉 水发鱿鱼	100
鸡蛋粉	15	水发海参	350

每份肉鱼蛋类食物提供蛋白质约9克，脂肪约6克，热量90千卡

等值乳类食物交换表

食品名称	质量（克）	食品名称	质量（克）
奶粉	20	牛奶	160
脱脂奶粉	25	羊奶	160
乳酪	25	无糖酸奶	130

每份乳类食物提供蛋白质约5克，脂肪约5克，碳水化合物约6克，热量90千卡

等值大豆类食物交换表

食品名称	质量（克）	食品名称	质量（克）
腐竹	20	北豆腐	100
大豆	25	南豆腐（嫩豆腐）	150
大豆粉	25	豆浆	500
豆腐丝 豆腐干 油豆腐	50		

每份大豆类食物提供蛋白质约9克，脂肪约4克，碳水化合物约4克，热量90千卡

等值油脂类食物交换表

食品名称	质量（克）	食品名称	质量（克）
花生油 香油（1汤匙）	10	猪油	10
玉米油 菜油（1汤匙）	10	牛油	10
豆油（1汤匙）	10	羊油	10
红花油（1汤匙）	10	黄油	10

每份油脂类食物提供脂肪约10克，热量90千卡

等值坚果类食物交换表

食品名称	质量（克）	食品名称	质量（克）
炒松子（带壳）	13	杏仁	15
鲜花生米	15	炒葵花子（带壳）	15
黑芝麻	15	炒南瓜子（带壳）	16
核桃	15	炒西瓜子（带壳）	16

每份坚果类食物提供蛋白质约4克，脂肪约7克，碳水化合物约2克，热量90千卡

为自己设计每天的饮食方案

二维码

根据控制总热量摄入及"食物交换份法"，可以制订出符合每个糖尿病患者特殊需求的每日饮食计划，让其饮食尽量丰富多彩。

确定每日进食食物的量

通过下面的公式，可以计算出糖尿病患者每日需要摄入多少交换份的食物。

> **计算公式：**
> **每日食物供给总份数（份）= 每日所需总热量（千卡）÷ 90（千卡/份）**

每日进食总份数确定后，再按一定比例分配到各类食物中去，计算出每日主要种类食物的摄入份数及进食量（单位为克）。

不同热量需求的糖尿病患者每日食物供给份数和重量

热 量		1200千卡	1400千卡	1600千卡	1800千卡	2000千卡	2200千卡
总份数（份）		14	16	18	20	22	24
谷薯类	份数（份）	6	8	8	10	11	13
	重量（克）	150	175	200	250	275	325

续表

热　量		1200千卡	1400千卡	1600千卡	1800千卡	2000千卡	2200千卡
蔬菜类	份数（份）	1	1	1	1	1	1
	重量（克）	500	500	500	500	500	500
水果类	份数（份）			1	1	1	1
	重量（克）			200	200	200	200
畜鱼肉类	份数（份）	2	2	2.5	2.5	3	3
	重量（克）	100	100	125	125	150	150
蛋类	份数（份）	1	1	1	1	1	1
	重量（克）	60	60	60	60	60	60
乳类	份数（份）	1.5	1.5	2	2	2	2
	重量（克）	240	240	320	320	320	320
大豆类	份数（份）	1	1	1	1	1	1
	重量（克）	25	25	25	25	25	25
油脂类	份数（份）	1.5	1.5	1.5	1.5	2	2
	重量（克）	15	15	15	15	20	20

把每日进食总量分配到三餐中去

计算出每日摄入各种食物的总量后，再合理分配到各餐当中去。餐次及每餐进食量可根据职业、体能、劳动强度和生活习惯等进行适当调整。

①早餐

早餐提供的热量应占全天总热量30%左右。早餐一定要吃饱，营养要充足，以满足体力及脑力的营养需求。

②上午加餐

上午10点左右可适当加餐，以补充早餐不足，保持充沛体力，维持血糖平稳。

③午餐

午餐提供的热量应占全天总热量35%左右。午餐要吃好，荤素搭配花样多，可以多吃些高蛋白、高营养的食物。

④下午加餐

午餐到晚餐的间隔时间较长，中间加餐是非常必要的。下午加餐一般在3点左右，以补充午餐的不足，可以选择水果、点心、饮品及少量坚果等，既补充热量、平稳血糖，也给身心一个放松休整的机会。

⑤晚餐

晚餐提供的热量应占全天总热量35%左右。晚餐后人体代谢较慢，因此，晚餐要吃少，避免摄入高糖、高热量食物而加重肠胃代谢负担。

⑥晚间加餐

21点左右可以适当加餐。晚餐到第二天早餐的间隔时间最长，如不加餐，在夜间1～3点容易出现低血糖现象，饥饿、心慌感还会影响睡眠。但晚间加餐也不宜量多，吃得过饱同样影响睡眠，"胃不和则卧不安"。

少食多餐有利于血糖平稳

对糖尿病患者来说，建议少食多餐，以保持血糖平稳，所以适当加餐是必要的。尤其是对于有低血糖史的糖尿病患者，最宜每天三顿正餐的中间各有一次加餐。三餐七成饱，加餐一点点，能避免血糖大幅波动。

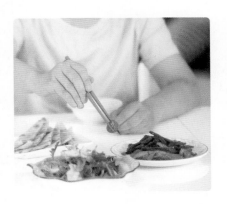

若设置加餐，就应适当减少正餐的份额，也就是说，加餐摄入的热量应计入全天的总热量中。

每日饮食方案举例

二维码

每个人的饮食方案具体怎么制订？我们仍以前面提到的张先生为例说明。

张先生，中年男性糖尿病患者，58岁，1.77米，80千克，办公室管理工作，坐班，轻度劳动。

一日食物总量

张先生每天需要摄入的总热量为1800千卡

每日食物供给总份数 ＝ 1800 ÷ 90 ＝ 20（份）

每日1800千卡的食物总量（下图为全天摄入食物的生重，不含烹调油脂15克）

查表（见第29页）可知，每日各类食物的摄入量。

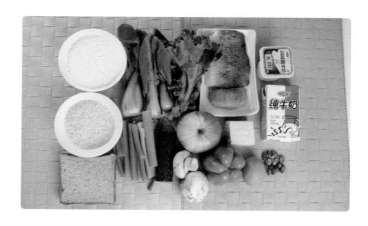

①主食10份（250克）

（为食物生重，包括以下米、面等主食及加餐零食）

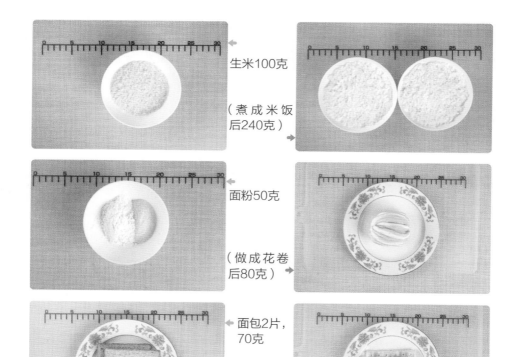

生米100克

（煮成米饭后240克）

面粉50克

（做成花卷后80克）

面包2片，70克

饼干3片，50克

②蔬菜1份（500克）

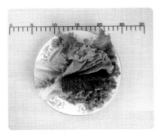 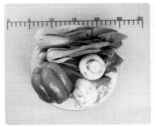 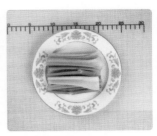

生菜30克，黄瓜70克　　油菜100克，香菇50克，柿　芹菜150克
　　　　　　　　　　　　子椒100克

③肉类2.5份，125克

猪里脊75克+鱼肉80克

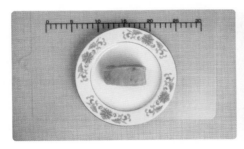 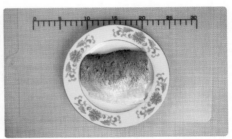

④鸡蛋1份（60克）　　　⑤牛奶2份（320克）

　　　　　　　　　　　　纯牛奶+酸奶

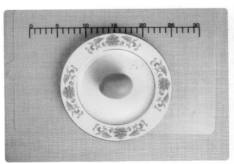 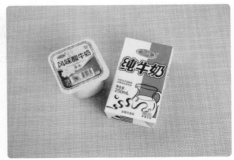

⑥豆腐1份，100克

北豆腐50克+豆泡30克

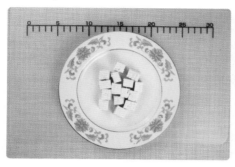 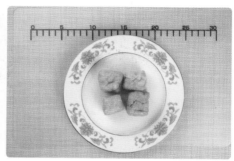

⑦水果1份（200克）

⑧烹调油+坚果，1.5份

其中坚果1份（15克），

烹调油0.5份。

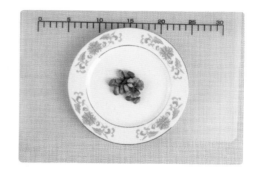

一日各餐食谱

全天进食总食谱

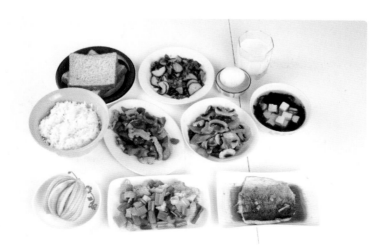

● 早餐：面包70克，蔬菜100克，鸡蛋60克，牛奶170毫升。

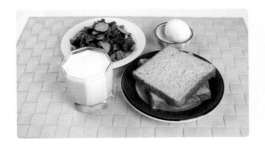

● 上午加餐：苹果200克。

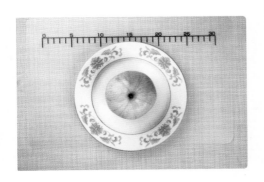

● 午餐：米饭240克，蔬菜250克，瘦肉75克，豆腐100克。

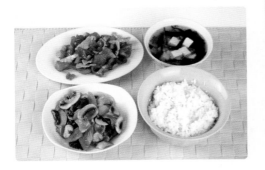

● 下午加餐：酸奶100克，坚果15克。

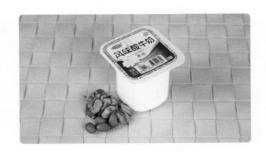

● 晚餐：花卷80克，蔬菜150克，鱼块80克，豆泡30克。

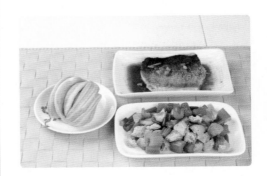

● 晚间加餐：饼干50克，牛奶80毫升。

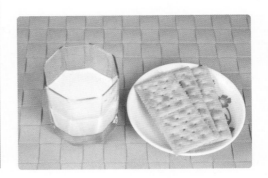

目测加手测，轻松把握食材用量

二维码

很多人都掌握不好食物量的概念。一方面是由于不经常做饭、缺少生活经验，对分量没有概念；另一方面，我们往往对食物熟制以后的分量比较熟悉，但对干生食材的分量不太了解。比如，一餐吃了一碗饭（2两饭），这是多少克大米呢？由于糖尿病食物控制的数值都以干生食材为准，所以有必要关注一下干生食材的分量。

西方人做饭要用台秤称量食材的重量，我们中国人没这个习惯，一般都是目测或手测，时间长了，凭经验和手感，也可以有大致的判断。

下面列出一些常见食物的形态大小及相应的交换份，即便没有台秤，也能大致掌握食物量，定量进食，做到心中有数。

谷薯类食物

大米

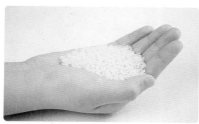
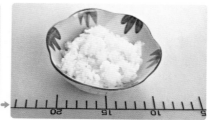

25克生米=1个交换份

1碗熟米饭=75克

面

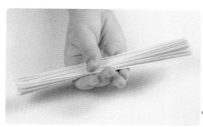
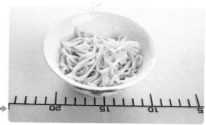

25克生面条=1个交换份

1碗熟面条=80克

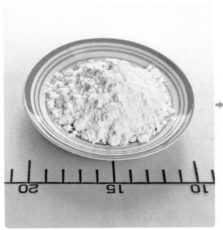

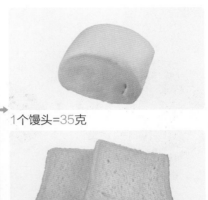

1个馒头=35克

25克生面粉=1个交换份

2片面包=70克

粗杂粮

（玉米，红薯，土豆）

玉米

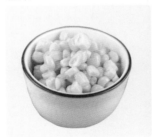

50克=1个交换份

红薯

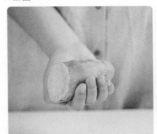

80克=1个交换份

土豆

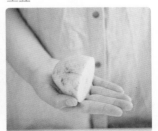

100克=1个交换份

大豆类食物

北豆腐

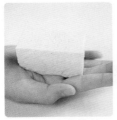

100克=1个交换份

豆腐干

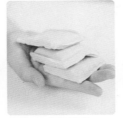

50克=1个交换份

豆浆

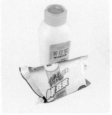

200克=1/2个交换份

大豆

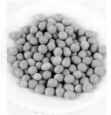

25克=1个交换份

杂粮类食物

绿豆

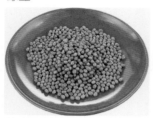

25克=1个交换份

红豆

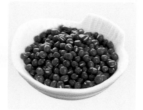

25克=1个交换份

蔬菜类食物

胡萝卜

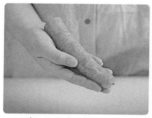

100克=1/5个交换份

白萝卜

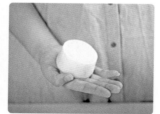

100克=1/5个交换份

番茄

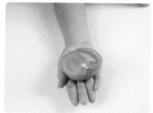

100克=1/5个交换份

黄瓜

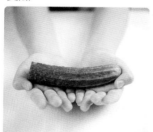

100克=1/5个交换份

油菜

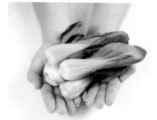

100克=1/5个交换份

大白菜

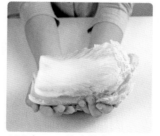

100克=1/5个交换份

西蓝花

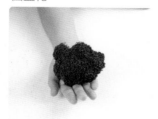

100克=1/4个交换份

南瓜

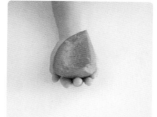

100克=1/4个交换份

香菇

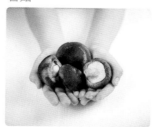

100克=1/5个交换份

水果类食物

狝猴桃

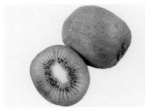

200克=1个交换份

西瓜

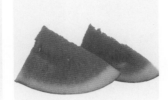

500克=1个交换份

香蕉

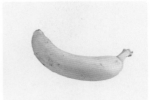

150克=1个交换份

葡萄

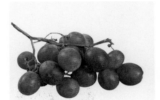

200克=1个交换份

苹果

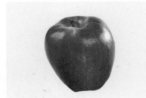

200克=1个交换份

梨

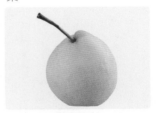

200克=1个交换份

菠萝

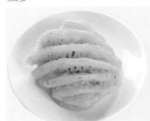

200克=1个交换份

草莓

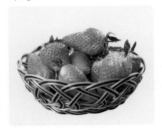

300克=1个交换份

肉蛋奶类食物

瘦畜肉

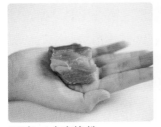

50克=1个交换份

禽肉

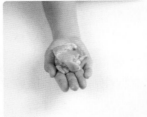

50克=1个交换份

鱼肉

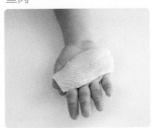

80克=1个交换份

鸡蛋

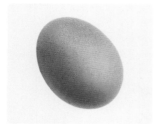

60克=1个交换份

牛奶

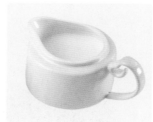

160克=1个交换份

无糖酸奶

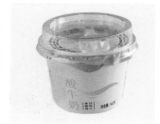

130克=1个交换份

油脂类食物

花生油

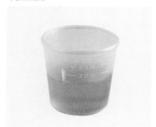

10克=1个交换份

花生米

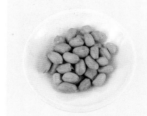

15克=1个交换份

黑芝麻

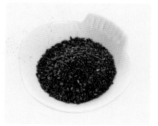

15克=1个交换份

多选低GI食物，避免血糖剧烈波动

二维码

血糖生成指数（GI）

食物血糖生成指数（GI）是指含50克碳水化合物的食物与相当量的葡萄糖在一定时间内（一般为2小时）引起体内血糖反应水平的百分比值，体现了食物中碳水化合物对血糖浓度的影响程度，是衡量食物引起餐后血糖反应的一项有效指标，可以作为糖尿病患者选择食物的依据。

不同的食物有不同的血糖生成指数。通常把葡萄糖的血糖生成指数定为100，而血糖生成指数是一个相对而言的数值，反映了某种食物与葡萄糖相比，升高血糖的速度和能力。GI值越低，对餐后血糖影响越小；GI值越高，对餐后血糖影响越大。

不同GI食物对餐后血糖的影响如下。

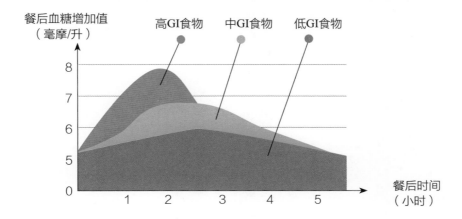

从上图可以看出，高GI食物易让血糖陡升陡降，起伏过大，对控制血糖十分不利。而低GI食物可使血糖比较平稳。

高GI食物（GI＞70）

食物进入胃肠后消化快，吸收率高，转化为葡萄糖的速度快，导致人体餐后血糖迅速升高，血糖波动大，食用过多的话，不利于血糖控制。

精米、白面等主食一般为高GI食物，需要控制一次食用量。

中GI食物（55~70）

食物升高血糖的速度属于中间状态。每餐可以适量食用。

低GI食物（GI＜55）

食物在胃肠中停留时间长，吸收率低，转化为葡萄糖的速度慢，餐后血糖升高较缓慢，避免了血糖的剧烈波动，有利于血糖控制。此类食物还容易产生饱腹感，减少脂肪堆积，有助于控制体重。

豆类、乳类、蔬菜类食物多为低GI 食物。

常见食物GI表

利用GI 指数，合理安排饮食，对于调节和控制血糖大有好处。

高GI食物 GI>70		中GI食物 55~70		低GI食物 GI<55	
食物	GI 值	食物	GI 值	食物	GI 值
富强粉面包	100	南瓜	75	燕麦	55
巧克力	91	山药	75	黑米饭	55
白面包	88	油条	75	煮甜玉米	55
馒头	88	小米（煮）	71	猕猴桃	52
糯米饭	87	胡萝卜	71	香蕉	52
甜甜圈	86	糙米饭	70	全麦面	50
牛奶糖	86	全麦面包	69	柑橘	43
土豆片	85	玉米粉	68	葡萄	43
大米饭	83	土豆（煮）	65	黑豆	42
面条	82	意大利面	65	豆腐	42
草莓酱	82	冰激凌	65	莲藕	38
蛋糕	82	菠萝	65	梨	36
加糖炼乳	82	普通麦片	64	苹果	36
松饼	80	芋头	64	腰果	29
烙饼	80	板栗	60	桃	28
玉米片	79	低筋面粉	60	绿豆	27
红豆饭	77	荞麦面条	59	四季豆	27
熟红薯	77	黑麦面包	58	牛奶	27
饼干	77	白米稀饭	57	柚子	25

小提示

★ 一般来说，只要将日常饮食中一半的食物从高GI替换成低GI食物，就能获得显著改善血糖的效果。

★ 谷薯类、水果等食物常因品种和加工方式不同（特别是其中的膳食纤维含量发生变化）而引起GI值的变化。加工越少，GI值越低；加工越精细，GI值越高。

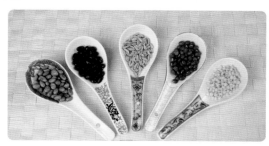

这些用餐习惯要改变

二维码

都说"习惯成自然"，一旦养成不好的用餐习惯，可能自己都难以察觉，日积月累，消化功能会受到很大影响。糖尿病患者如果有下面这些用餐习惯，最好能做出改变。养成良好的用餐习惯，对控制进食量、保持血糖平稳很有帮助。

吃饭不定时

不少上班族来不及吃早餐，午餐将就一下，最丰盛的一餐是晚餐。有些经常出差的人，为了赶时间，长时间不进食，等到了目的地再大吃一顿。还有的工作狂加班到废寝忘食的程度，也有些人不得不赶赴酒宴，暴饮暴食，觥筹交错……这些都对健康非常不利。不按时按点吃饭，或有上顿没下顿、饥一顿饱一顿，最易影响血糖的平稳，是糖尿病患者的大忌。

要想控制好每天的总热量摄入，就要合理安排一日三餐和加餐的时间，掌控好每餐的食量，养成定时、定量进食。无论在家还是外出，都尽量不要打乱进食规律。

暴饮暴食

暴饮暴食最不利于血糖控制。一次进餐过多、过饱，餐后血糖升得过高，会引起血糖大幅波动。所以，糖尿病患者应采取少食多餐的进食法。三餐不要吃得过饱，每餐以七成饱为宜。不足部分通过加餐来补充。

到底怎样才算是七成饱呢？一般感觉到饱但还可以吃得下，再吃就觉得撑了即是七成饱。一般人的胃在七成饱的时候会给大脑发出停止进食的信号，但发信号的过程是延后的，在此过程中如果继续吃很多食物，肯定就过度了。

吃饭顺序不合理

为了控制进食量，应把高碳水化合物的主食放到最后再吃，先喝汤，再吃菜、肉，最后吃主食。用餐中避免用果汁、啤酒作饮料佐餐，餐后拒绝吃甜点、果盘。

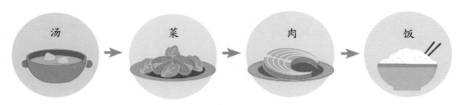

合理的进餐顺序

吃饭速度太快

进食过快是导致食量超标的重要原因。有些人因为性子急或赶时间，吃饭狼吞虎咽。咀嚼不充分，就会把更多的消化任务留给肠胃。由于大脑需要20分钟才能收到吃饱的信号，吃得过快很容易在不知不觉中吃进太多食物。

所以，进餐时切记细嚼慢咽的原则，尽量吃得慢一点，每一口食物都要经过充分咀嚼再咽下。每餐的进餐时间应达20～30分钟为宜，稍有饱腹感就放下碗筷。这样才能给大脑留出接收"吃饱"信号的时间，有利于食物的消化，减轻肠胃负担，增强饱腹感，避免食量超标。

带情绪吃饭

吃饭是一件愉悦的事，避免带着不良情绪吃饭，生气、悲伤、苦闷、思虑等都会影响人的食欲和消化功能。切忌在饭桌上发牢骚或教训孩子，也不要讨论复杂或令人扫兴的问题，可以谈论一些轻松愉快的话题，把烦恼暂时抛开。

边工作边吃饭

不少人工作起来废寝忘食，在电脑前一边工作，一边胡乱吃几口，脑子里想的都是工作，心思完全不在食物上，吃完了连吃的什么、什么味道都不知道。这样的习惯非常影响正常的食欲及消化功能，要尽可能避免。

打扫残羹剩饭

一口吃不成胖子，但每顿多吃一口，胖子就养成了。尤其是全家人一起吃晚餐时，总是在最后打扫剩菜的人，血糖最容易超标。吃不完的残羹剩饭宁可倒掉，也比吃出病来要强。如果掌握不好食量，不如吃饭前就分餐，按需求一人一份，避免浪费。

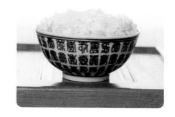

主食中如何添加粗粮

二维码

谷薯类食物是饮食根基

　　我国自古有"五谷为养"的理念，谷薯类等高碳水化合物食物被称为"主食"，是膳食结构的根基。现代营养学也认为，"谷类为主"的饮食习惯是平衡膳食的基本保证，糖尿病患者也不例外。在食物多样化的前提下，日常饮食中谷薯类等以碳水化合物为主的食物应占食物比例的50%～60%。

　　一般成年人每天应摄入250～300克谷薯类食物。糖尿病患者可根据自身热量需求增减，但降糖也不能戒主食，每天最少不低于150克，最多不超过400克。

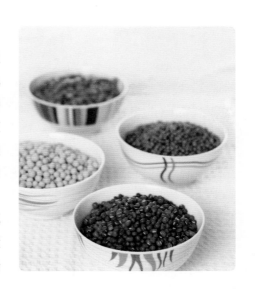

主食"粗"一点，有利于稳定血糖

　　由于谷薯类食物富含碳水化合物，所以，特别要关注此类食物的血糖生成指数。同为谷薯类食物，精白米面的血糖生成指数高于粗杂粮。所以，在选择主食时，适当添加一些粗杂粮和豆类，吃得粗一些、杂一些，有利于降低血糖生成指数，可有效防治餐后血糖飙升。

　　● 谷类：糙米、玉米、小米、荞麦、燕麦。

　　● 豆类：大豆、绿豆、红豆、花豆。

　　● 薯类：红薯、芋头、土豆、山药。

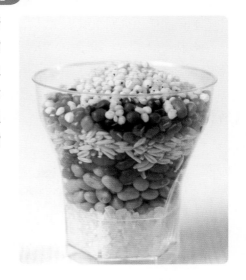

主食的"粗"包括两个方面。

● 每天最好能吃50克以上（全部主食的1/5左右），种类要多样。

● 适当增加加工精度低、保留谷壳的米、面，如糙米、胚芽米、全麦等。避免全部是加工过于精细的大米、白面。

> 小提示　★ 日常当作蔬菜食用的薯类食物淀粉含量很高，也要算入主食量。

主食粗细搭配的方法

● 煮米饭或米粥时，加入少量糙米、玉米、小米、燕麦、豆类、红薯等一起煮。粥不要煮得过烂，淀粉糊化得越充分，血糖生成指数越高，血糖升得就越快。

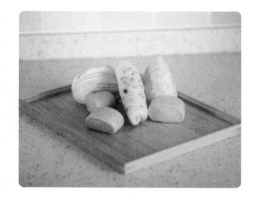

● 每天有一餐用玉米、土豆、红薯、豆饭等代替主食。

● 将白面包改成全谷物面包，将普通面条改成荞麦面，早餐吃点燕麦片。

● 在制作粗粮面食过程中，调入鸡蛋液，也可以改善口感，提高营养价值。

● 制作面食时，如馒头、花卷时，在面粉中掺入全麦粉、玉米粉、豆粉或荞麦粉，最高比例可达到1：1。

● 大豆及其制品蛋白质含量很高，被称为"植物肉"，与谷类混搭食用，营养价值更高。

> 小提示
> ★ 粗杂粮如果加工成糊或打成汁，就减少了粗粮中膳食纤维的含量，血糖生成指数会有所增加，所以，加工不宜过细。
> ★ 粗粮也不能吃得过多！长期以粗粮为主食，容易造成营养不良、肠胃胀气。尤其对老年人来说，由于牙口不好，过多的粗杂粮影响食物吸收。因此，主食一定要粗细搭配。

有选择地吃肉，保证营养

二维码

全素饮食不提倡

动物性食物是人体必需营养素——蛋白质、脂肪、脂溶性维生素和矿物质的重要来源，是平衡膳食的重要组成部分。

古人说"五畜为益"，适当的肉食对健康非常有益。对于糖尿病患者来说，适当吃动物性食品，既可以控制脂肪摄入，又可保证优质蛋白质的供给，防止出现营养不良、虚弱、体重快速下降的状况。尤其是妊娠期、高龄和消瘦的糖尿病患者，不提倡长期全素饮食。

糖尿病患者每天摄入蛋白质应占总热量的12%～15%，摄入脂肪应占总热量的25%。

多吃瘦肉，少吃肥肉

脂肪所产生的热量是糖类的2倍多，高脂饮食会妨碍糖的利用，促进产生酮体，诱发和加重酸中毒，且过多的胆固醇易引起动脉硬化。

瘦肉所含的脂肪及热量相对较低，蛋白质比例较高，因此提倡吃瘦肉。

在不同品种的肉中，猪肉较肥，牛肉较瘦。此外，不同部位脂肪率也不同。如猪肉、牛肉中，都是五花肉最肥，肩胛肉、里脊肉、腰脊肉及大腿肉最瘦。鸡肉中，鸡皮、鸡翅最肥，而鸡胸肉最瘦。

选择肉类的顺序

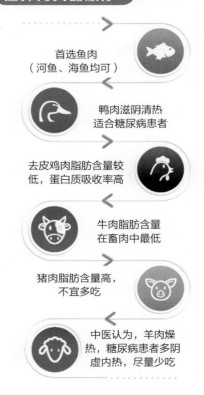

首选鱼肉
（河鱼、海鱼均可）

鸭肉滋阴清热
适合糖尿病患者

去皮鸡肉脂肪含量较低，蛋白质吸收率高

牛肉脂肪含量
在畜肉中最低

猪肉脂肪含量高，
不宜多吃

中医认为，羊肉燥热，糖尿病患者多阴虚内热，尽量少吃

多吃白肉，少吃红肉

畜肉被称为"红肉"，脂肪含量多，饱和脂肪酸比例高，应少吃。鱼、禽类被称为"白肉"，脂肪含量相对较低，不饱和脂肪酸比例高，宜多吃。多吃鱼肉还有降脂、减肥、保护心血管、健脑等好处。

少吃动物内脏

动物肝脏、肾（腰子）、胃（肚）、肠、心等内脏中，脂溶性维生素、B族维生素和微量元素含量丰富，也有一定的补益作用，但胆固醇及饱和脂肪酸含量很高，多吃对心血管健康不利。糖尿病患者少食为佳，以免引发或加重心血管并发症。

适当吃鸡蛋和乳制品

鸡蛋营养价值高，是补充蛋白质的理想食物，但考虑到胆固醇的影响，每天不要超过1个。

牛奶等乳制品是蛋白质和钙的良好来源，且有滋阴润燥的作用，对改善糖尿病阴虚内热的症状有好处，应保证每天喝300~500克牛奶。容易肠胃胀气者可饮用酸奶。

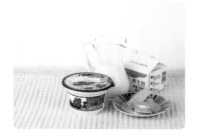

"每天1斤菜"应该怎么吃

二维码

富含膳食纤维的食物除了主食中的粗粮之外，最重要的就是蔬菜了。

健康成年人每日应摄入蔬菜300~500克，而对于糖尿病患者，更应适当多吃。专家建议，每天吃500~600克蔬菜为佳。用一个简单好记的说法就是"每天1斤菜"。

膳食纤维的作用

- 可提高胰岛素受体的敏感性，提高胰岛素的利用率。
- 能包裹食物糖分，使其被缓慢吸收，从而平衡餐后血糖。
- 能促进肠胃蠕动，改善便秘，促进代谢。
- 能促进胆固醇排泄，可降血脂，预防心脑血管并发症。

每天3~6种菜

蔬菜的选择和搭配应做到品种丰富，类别多样。每天可选择3~6种不同类别的蔬菜，使营养摄入更全面均衡。

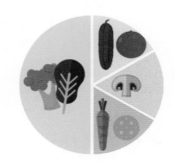

一般来说，花叶类蔬菜是基础，应占全天蔬菜摄入总量的一半，剩下的一半由茄果类、根茎类和菌藻类蔬菜平分，是比较合理的吃法。

①花叶类蔬菜（占1/2）

花叶类蔬菜热量及含糖量很低，膳食纤维含量极高。如菠菜、西蓝花、大白菜、油菜、芹菜、韭菜、圆白菜、苋菜、空心菜、生菜等。

②茄果类蔬菜（占1/6）

茄果类蔬菜富含水分及维生素，润燥止渴，膳食纤维含量中等，能改善糖尿病患者的燥渴症状。如番茄、茄子、苦瓜、黄瓜、南瓜、西葫芦、冬瓜、丝瓜、柿子椒等。

③根茎类蔬菜（不包括薯类，占1/6）

根茎类蔬菜膳食纤维含量很高，但含糖量也稍高，食用时要控制总量。如胡萝卜、洋葱、荸荠、大蒜、莲藕等。

> 小提示
>
> ★ 莲藕、荸荠等淀粉含量偏高，食用时应扣减部分主食量，芋头、土豆、红薯等薯类则计入主食，不计入蔬菜类。

④菌藻类蔬菜（占1/6）

膳食纤维含量极高，润通肠胃、降低血脂作用好。如海带、紫菜、木耳、银耳、香菇、金针菇、蘑菇等。

蔬菜也不能当饭吃

　　糖尿病患者的饮食应该是高纤维膳食，但另一方面，膳食纤维过多又会影响蛋白质及矿物质等营养的吸收。所以，膳食纤维的摄入应适度，如果只吃菜、不吃饭或其他食物，很容易造成营养不良、身体虚弱、免疫力下降，反而对身体不利。糖尿病患者千万不要把饮食控制走向极端，平衡、适度才是关键。

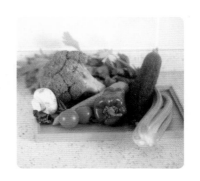

水果有利弊，合理选择不必禁

二维码

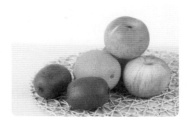

　　一提起水果，很多糖尿病患者就避之不及，觉得水果太甜，含糖量高，不能吃。这是因为水果中所含的糖多为葡萄糖、果糖等单糖。单糖吸收速度快，这也是糖尿病患者害怕吃水果的原因。

　　但水果是饮食的重要补充，除了含糖外，还含有丰富的维生素、矿物质、膳食纤维等，且新鲜水果水分充足，有滋阴清热、生津润燥、促进消化的功效，能缓解糖尿病患者烦热口渴、消化不良、便秘等症状，对降血压、降血脂也非常有利。

　　所以，水果对糖尿病患者有弊也有利。只要有选择性地食用，并控制好食用总量，完全可以放心吃，没有必要禁止。

吃水果的原则

　　①控制每日食用量

　　糖尿病患者每日食用水果的量一般不要超过200克，同时要相应减少主食的量，才能保证血糖平稳。当血糖控制不佳时，应该慎食水果。

②选择低糖品种

应选择含糖量低的低GI水果。首选含水量高的新鲜水果，而干果含糖量极高，尽量少吃。

③拒绝餐后果盘

水果不要和正餐一起吃，最忌餐后把水果当甜点食用，这样糖分肯定超标。水果最好作为加餐，在上午10点或下午3点左右食用。

④多吃鲜果，少饮果汁

新鲜水果直接生食最宜，如果榨成汁，膳食纤维减少而含糖量不减，为改善过酸的口感又加糖调味，往往含糖量极高。

⑤水果加工品要当心

经过干制、蜜制、盐制、榨制、浓缩等的水果加工品，如葡萄干、蜜枣、水果罐头、山楂片、糖葫芦、苹果酱、果脯、复合果汁等含糖量均会远高于鲜品，糖尿病患者应尽量少吃或不吃。

按含糖量选择水果

①低糖水果：适量吃

每100克水果中含糖量少于10克。在血糖控制良好的情况下每天可食用150～200克。

低糖水果包括西瓜、青瓜、草莓、枇杷、樱桃、菠萝、柚子、橙子、猕猴桃等。

②中糖水果：减量吃

每100 克水果中含糖量为11～20克。在血糖控制良好的情况下每天可食用100～150克。

中糖水果包括苹果、香蕉、石榴、橘子、芒果等。

③高糖水果：少吃或不吃

每100克水果中含糖量高于20克。在血糖控制良好的情况下每天可食用50～100克。

高糖水果包括鲜荔枝、桂圆、冬枣、山楂等。

小提示

★ 不要以甜度来衡量水果的含糖量，甜的水果不一定含糖量高。如西瓜、葡萄、哈密瓜很甜，但其水分含量大，而含糖量和血糖生成指数并不高，远远比不上同样重量的香蕉。但吃西瓜容易过量，这才是导致糖分超标的原因。所以，西瓜可以吃，2片、200克就好。

改变嗜糖习惯，减轻甜蜜的负担

二维码

糖尿病并非单纯地因爱吃甜食而引起，但已经患有糖尿病者，就一定要改变和调整自己的饮食习惯，控制甜食的摄入量。

烹调少放糖

人们日常饮食的调味品以蔗糖为主，包括绵白糖、白砂糖、红糖、冰糖等。

蔗糖属于双糖，人体分解吸收很快，容易引起血糖快速升高，糖尿病患者烹饪中以少放糖为宜，以免在食物之外又增加多余的糖分和热量。

偏爱甜味及血糖控制不佳者，烹调中最好用代糖品（如木糖醇、甜叶菊糖等）来替代蔗糖。

不少人有嗜甜习惯，菜肴中喜欢糖醋、蜜汁等甜口味，还喜欢在盛盘时勾芡汁，淋蜂蜜、糖桂花等调味，烹调过程无形中增加了大量糖分。

此外，吃糯米糕点、炸制食物时要蘸白糖，喝豆浆、牛奶要加白糖……这样就会不知不觉吃进太多糖。这些习惯应该改改了！

甜食点心要控制

不少人在加餐的时候喜欢选择甜点，这些甜点的热量和含糖量都非常高，尤其是奶油类、酥皮类、糯米类点心，糖尿病患者一定要谨慎选择。一定要吃的话，必须减少正餐的进食量。

保证饮水量，饮品要慎选

二维码

每天要喝多少水

糖尿病患者往往有口干渴、喝水多、排尿多的表现，这些是糖尿病的典型症状。为了减少排尿，不少人认为应该控制饮水。其实，糖尿病患者要认识到正确补水的重要性。

口干、口渴是阴虚内热、津液耗损的表现。糖尿病患者如果限制饮水，会加重燥热、脱水，甚至引起酮症酸中毒或高渗性昏迷，非常危险。

因此，糖尿病患者不要刻意限制饮水。每天饮水次数最好达到6次以上，饮水总量为2000～2500毫升为宜。

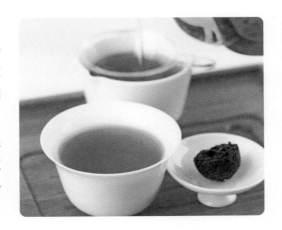

小提示

★ 不要等口渴了才去喝水，当人感到"渴"的时候，实际上身体已经严重缺水了。

★ 晚上临睡前半小时内不宜大量喝水，以免造成夜尿增多，影响睡眠。

★ 糖尿病合并严重的心、肾功能障碍，出现少尿、水肿者不宜多喝水。夜间更应控制饮水量，以免加重水肿。可以在睡前1小时左右饮用温水或一杯低脂牛奶。睡前尽量排尿，以保障夜间的睡眠质量。

饮品要看热量值

喝水以白开水或矿泉水为佳，温度一般在20～30℃。淡茶水也是糖尿病患者清热解渴的好选择。

如果选择其他饮品补水，就要参考热量值了。很多饮品热量相当高，如果汁、碳酸饮料、奶茶等，饮用较多时要计入每日总热量，相应减少其他食物量。

常见饮料（每100毫升）的含糖量　　　　　　单位：克

名称	总糖平均值	名称	总糖平均值
果汁	11.9±3.31	咖啡饮料	7.25±1.23
复合果蔬汁	10.80±0.06	植物饮料	6.86±2.54
番茄汁	3.00	茶饮料	4.63±2.60
果奶味饮料	11.50±3.13	奶茶	30.10±1.30
碳酸饮料	9.77±1.09	咖啡	34.90±2.45
蛋白饮料	8.92±3.42	特殊用图饮料	8.22±3.13

注：来源为《中国居民膳食指南（2022）》

> 小提示
>
> ★ 冰镇、含气饮料最伤脾胃，最好不要选用。
> ★ 果汁等高糖饮料无异于"糖水"，不宜选择。
> ★ 奶茶不仅热量高，反式脂肪酸含量也较高，对健康不利。
> ★ 喝咖啡首选不加糖、不加奶的"黑咖"，热量较低，且有助于促进代谢和减脂。

这些美食要警惕，浅尝辄止不宜多

二维码

糖尿病患者在饮食中并没有什么食物是绝对不可以吃的，只是有些食物热量、糖分、脂肪、胆固醇含量偏高，升糖速度偏快，需要严格限制食用量。除了前面提到过的甜食点心外，以下美食也不要一次吃太多！

①油炸食品

炸薯片、油饼、油条、炸馒头、麻花、炸鸡、炸丸子等食物含油量大、热量高，不易消化，食用过多严重影响消化功能，对心血管健康也十分不利。

尤其是高淀粉类食物，如土豆、馒头、面粉等，吸油量惊人，经过油炸后成为高脂、高热量食物，容易导致肥胖，最好少吃。

②猪皮、鸡皮

猪皮、鸡皮、鸭皮等动物皮散发着油脂的香气，做成皮冻或烤制后非常好吃，但其十分油腻，脂肪含量远高于动物肉，常吃对血糖、血脂均有不良影响。食用肉类时，最好将皮除去，只吃瘦肉的部分。

③烤羊肉串

羊肉性温热，烤羊肉串时刷了油脂，添加了热性的孜然、辣椒等调料，多吃容易助热生火、生燥伤阴，加重口渴燥热之感。不论多爱这一口，都要节制。

④糖炒板栗

秋冬季节，街上常会飘着糖炒板栗的香味，但板栗是高淀粉食物，再加上糖炒，含糖量极高。糖尿病患者要慎食。10个糖炒板栗顶一碗饭！

⑤麻辣火锅

辣椒、胡椒、花椒、芥末等辛辣刺激的调料放太多，会耗伤阴津，使人身体燥热，加重糖尿病患者口干口渴的症状。麻辣火锅类的饮食法更是高脂、高辣、高热量，可以说是"火上浇油"，糖尿病患者最好少吃。

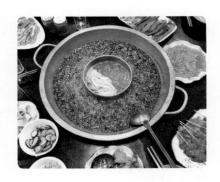

⑥花生、瓜子、核桃等坚果

花生、瓜子、核桃、腰果、松子、榛子等坚果种子里含有大量油脂，热量很高，应限量食用。此类食物一吃就往往停不下来，很难控制，一不小心就会热量超标，容易长胖。

外出就餐怎样管住嘴

二维码

日常在家时，控制饮食还相对容易，而在外就餐或亲友欢聚酒宴时，面对一桌的美食，要想"管住嘴"就不太容易了。饮食控制要成为一种习惯，糖尿病患者不能认为降糖药加加量、打了胰岛素就万事大吉，可以放开吃了，但也不必不敢下箸，放弃许多生活乐趣。吃得好不如吃得巧，掌握外出就餐原则，一样能乐享美食。

快餐店

快餐店一般以套餐、盒饭、份饭为主，往往是荤素搭配，有主食（米饭、面条或汉堡）、菜、汤和水果。但对于糖尿病患者来说，一份套餐的量往往过大，超出了每餐的热量标准。此时可以用下面的方法来控制进食量。

● 套餐要小份，面要小碗。自选份饭中少要一点主食，或在吃之前分一些给他人。

● 勾芡的菜尽量别用它来拌饭，否则会摄入太多糖。

● 先喝汤，可以减少进食量。

● 水果作为加餐，留在下午3点左右再吃。

● 吃中式快餐，不宜点油大的盖饭、炒饭、炒面，鱼香肉丝、地三鲜、烧茄子等。配菜也少吃为妙。

● 吃西式快餐，少点巨无霸、派、奶昔、炸鸡腿、炸薯条、可乐等，否则热量极易超标。

自助餐

自助餐非常容易让人食量失控，要想食不过量是很难的。所以，对于糖尿病患者来说，应尽量少吃自助餐，远离诱惑。

不得不去的时候，不要想着如何"吃回本"，要谨记这个原则："只取一次食物"。如果做不到，请让与你同去的人监督。

酒宴

"酒宴"是暴饮暴食的代名词，但有时也确实躲不开，如应酬交际、亲朋欢聚、喜庆节日，酒宴都是主旋律，糖尿病患者一定要有巧办法来应对。

● 点菜时注意荤素搭配，别忘了点绿叶菜，记得点主食，少点煎炸和高油脂菜品，忌鸡鸭鱼肉一桌烩。

● 限量饮酒。一般葡萄酒不超过100毫升，啤酒不超过350毫升，不要喝白酒，尤其不要空腹饮酒。可选择茶饮或白开水，不喝或少喝含糖饮料。

● 别忘吃药。外出就餐时常常会因聊天分心而忘记吃降糖药。

第四章

好吃营养的控糖食谱

本章分为主食类、热菜类、凉拌类、汤品类四大类，为糖尿病患者提供控糖又美味的饮食食谱。

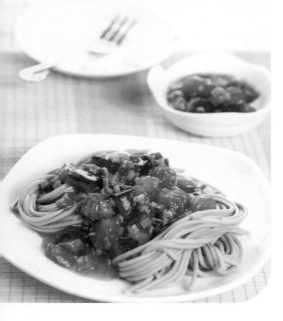

荞麦打卤面（主食类）

二维码

材料

荞麦挂面100克，茄子150克，猪瘦肉馅、番茄各 50克。

调料

酱油、香油各10克，盐、鸡精、水淀粉各适量，香葱末少许。

做法

1 将荞麦挂面煮熟后沥水，装盘。

2 将茄子、番茄分别洗净，切成丁。

3 炒锅上火，倒入油烧热，下猪瘦肉馅炒熟，倒入酱油和适量水，先放入茄子丁煮5分钟，再放入番茄丁，加盐、鸡精调味，勾芡后淋香油，浇在荞麦面上，撒上香葱末即可。

食材小档案

荞麦富含膳食纤维，饱腹感强，有助于控制食欲、平稳餐后血糖，并能促进排便。

荞麦有助于软化血管、抗栓塞，可预防糖尿病并发血脂异常及动脉硬化。

荞麦不可一次吃太多，每餐食用过多容易引起腹胀、消化不良。

小提示

★ 以荞麦面代替普通面条，是糖尿病患者粗化主食、稳定血糖的好方法。但脾胃虚寒易腹泻者不宜多吃。

★ 注意吃面时要多加菜，菜面比例要平衡。

雪菜窝头（主食类）

二维码

材料

玉米面、雪菜各200克，酵母粉适量。

调料

盐适量。

做法

1 雪菜洗净，焯水，剁碎；酵母粉加水化开。
2 玉米面倒入面盆，加入雪菜碎、盐、酵母粉水和适量温水拌匀，揉成面团，静置醒发。
3 将醒发好的面团分剂，揉制成窝头形，上蒸锅蒸熟即可。

食材小档案

玉米中含有大量的亚油酸、维生素E及膳食纤维等营养成分，有利于降血压、降血脂、抗动脉硬化、缓解便秘、延缓衰老。加工成玉米面后，口感也有所改善，是非常适合糖尿病患者食用的粗杂粮。

小提示

★ 窝头是北方地区常见的面食。糖尿病合并肥胖、便秘、高血压、冠心病者不妨常吃。

★ 如果觉得玉米面口感粗糙，也可以用玉米面和普通白面混合，比单纯用白面做的馒头控糖效果好。

★ 加入雪菜可改善普通玉米面窝头的口味，若用腌制雪菜就不要加太多，并且要用清水浸泡，充分去除盐分。

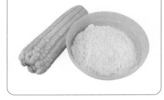

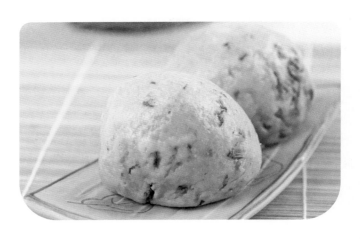

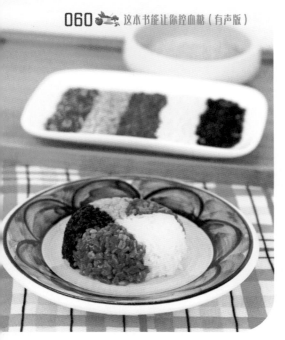

五色饭（主食类）

二维码

材料

大米、黑米、红米、糙米、绿米各50克。

做法

1 将各种米淘洗干净，分别放入蒸碗加适量水浸泡2小时。

2 将蒸碗放入蒸锅，大火蒸30分钟后取出，放凉。

3 把各种米饭等份填入碗中，扣入盘中即可食用。

食材小档案

　　黑米是一种药食两用米，营养丰富，有"补血米""长寿米"之称，尤宜改善腰酸膝软、四肢乏力、头晕目眩、贫血等虚弱症状。

　　红米营养价值很高，有降压、降脂、补血、通便等作用，但比较粗硬，消化功能不良者不宜多吃，最好是和其他谷物搭配同食。

　　糙米是稻谷脱壳后不加工或较少加工所获得的全谷粒米，保留了米糠等部分，营养更完整，膳食纤维及维生素、矿物质含量更高，对肠胃健康更有益。

　　绿米是特种米，富含硒，有抗癌、抗衰老、保护心血管的作用。

　　五色搭配的米饭比起单一的白米饭，有更好的补益五脏的作用，并且降低了血糖生成指数，增加了饱腹感。

小提示

★ 绿米产量少，且不太常见，可在网上购买。如果不好买，也可以用绿豆代替。

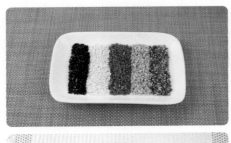

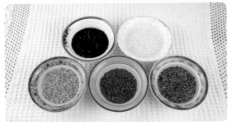

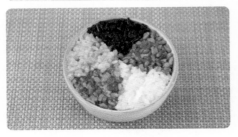

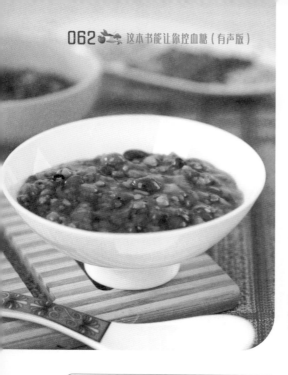

杂粮粥（主食类）

二维码

材料

大米、小米、紫米、小麦、红豆、芸豆、绿豆、花生米各20克。

做法

将各材料淘洗干净，一同放入锅中，加足量水，小火慢煮，至米熟豆烂即可。

食材小档案

小米也叫粟米，是我国传统"五谷"之一，养胃作用好，尤其适合老年体弱者调养。

紫米是滋补肝肾的佳品。

红豆、芸豆、绿豆等豆类与米面搭配，可提高营养价值。

小提示

★ 普通的大米粥淀粉糊化程度高，血糖生成指数会提高，并不适合糖尿病患者常吃。而将谷类、豆类、坚果放在一起煮成粥，避免了升糖快的问题。

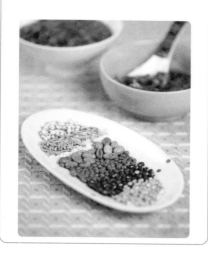

菜肉软饼（主食类）

二维码

材料

面粉70克，鸡蛋1个，菠菜70克，火腿肠20克。

调料

盐适量。

做法

1 面粉放入大碗，打入鸡蛋，加适量水搅成稀糊。

2 菠菜洗净焯水后切小段；火腿肠切丝，与菠菜段一起放入面糊中，加调料搅匀。

3 平底锅上火加热，涂少许油，倒入面糊，摊匀，两面烙熟，切块即可。

食材小档案

　　菠菜对调血糖、降胆固醇、通便特别有益，糖尿病患者应多吃。

　　烙饼中加入菠菜和鸡蛋、肉类，可以延缓升糖速度，并能保证营养和口感。

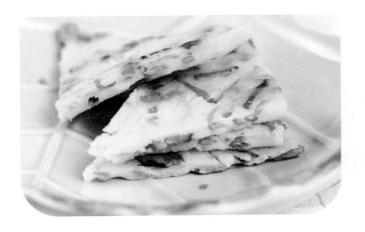

彩色饺子（主食类）

二维码

材料

面粉400克，菠菜、胡萝卜、紫甘蓝各50克，油菜150克，鲜香菇、水发木耳各50克，鸡蛋2个。

调料

酱油、香油各10克，五香粉、盐各适量。

做法

1 将菠菜、胡萝卜、紫甘蓝分别洗净，剁碎，分别放入榨汁机，加适量水打成汁，过滤取得红色汁、绿色汁和紫色汁。

2 将面粉分成4份，取1份加适量清水和成面团；另外3份用3种蔬菜汁和成3种颜色的面团。

3 油菜焯水后和香菇、水发木耳一起剁碎，鸡蛋炒熟后剁碎，都放入盆中，加入各种调料，搅拌成饺子馅。

4 将各颜色的面制成饺子皮，放上适量馅料，捏制成饺子生坯。

5 锅中加入足量水，大火烧开，下入饺子生坯，煮2沸，至饺子浮起即可。

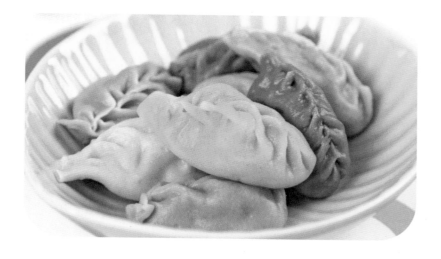

食材小档案

　　添加菠菜、胡萝卜、紫甘蓝、油菜、香菇、木耳等蔬菜，可以满足"每天1斤菜"品种多样化的要求。

　　鸡蛋不仅能补充每日必需的蛋白质，还能降低淀粉类食物的升糖速度。

小提示

★ 用蔬菜汁和面，馅料多加高纤蔬菜，这些做法都可以增加膳食纤维的含量，促进肠胃蠕动，延缓餐后血糖。糖尿病患者在日常包饺子时可以灵活采用这个方法。

★ 用各种蔬菜汁调和成不同颜色的蔬菜面，不光颜色好看，还增加了蔬菜的营养和清香。

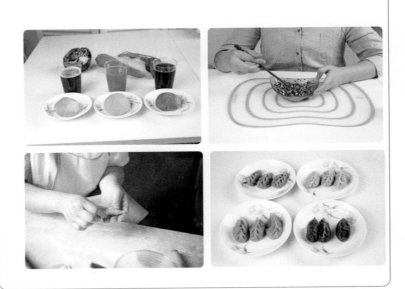

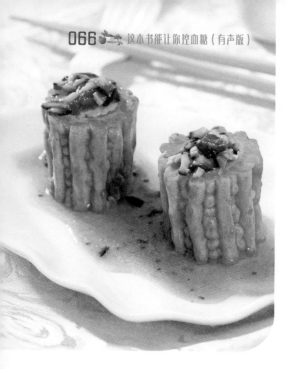

香菇酿苦瓜（热菜类）

二维码

材料

苦瓜100克，猪瘦肉馅50克，鲜香菇10克，枸杞子3克。

调料

生抽、香油各3克，葱花、盐各适量。

做法

1 将苦瓜洗净，去瓤，切长段；香菇洗净，切丁；枸杞子泡水备用。

2 把肉馅加葱花、盐拌匀，填入苦瓜中，码放盘中，上蒸锅，大火蒸10分钟，取出。

3 锅中放香菇丁、枸杞子和适量水烧开，加生抽、香油，浇在苦瓜上即可。

食材小档案

　　苦瓜含有苦瓜苷等有助于增加胰岛素敏感性的物质。苦瓜清热解毒、健胃消渴，能有效缓解糖尿病患者烦热燥渴的症状。苦瓜还有良好的降脂作用，有助于控制体重，适合肥胖型糖尿病患者食用。

小提示

★ 苦瓜味苦、性寒凉，不宜一次吃得过多，尤其是脾胃虚寒者不宜多食。

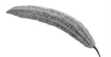

蒜蓉空心菜（热菜类）

材料

二维码

空心菜150克。

调料

盐、鸡精各2克，蒜蓉15克。

做法

1 空心菜择洗干净，切段。
2 锅中倒油烧热，放空心菜段翻炒至熟，加盐、鸡精、蒜蓉，炒出蒜香味即可。

食材小档案

空心菜也叫空心菜，是低热量、高膳食纤维的控糖、减肥蔬菜。

空心菜有助于降低体内胆固醇和甘油三酯水平，具有降脂减肥、保护心血管的作用，对于控制糖尿病并发症十分有益，尤其适合肥胖、便秘的糖尿病患者。

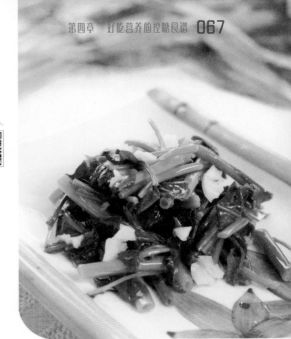

小提示

★ 空心菜最好大火快炒；清洗时不要泡水太久，以免营养物质流失。
★ 空心菜性寒滑利，体质虚弱、脾胃虚寒、腹泻者不宜多食。

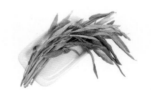

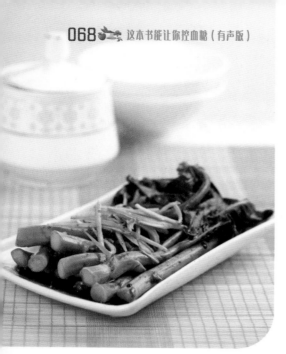

白灼芥蓝（热菜类）

二维码

材料

芥蓝250克。

调料

蒸鱼豉油、葱丝、姜丝各10克，胡椒粉、盐各适量。

做法

1 芥蓝择洗干净。

2 将所有调料放入小碗中，加少许水，调成味汁。

3 芥蓝入沸水焯烫至翠绿色，捞出，沥水后装盘，趁热浇上调好的味汁，浇上油，炝出香味即可。

小提示

★ 芥蓝选菜梗稍细的更嫩。焯水时可在水中放入少许盐和油，使芥蓝翠绿且口感更好。

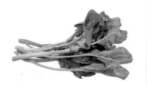

食材小档案

　　芥蓝不仅富含膳食纤维，可增加饱腹感，控制热量摄入，还含有一种苦味成分，苦味最能治甜病，非常有利于平稳餐后血糖。芥蓝还有消暑解热、清心明目、清肠通便、降低胆固醇、软化血管、预防心脏病等功效，尤其适合肠胃积热、虚火燥渴、便秘以及并发血脂异常的糖尿病患者。

清炒素什锦（热菜类）

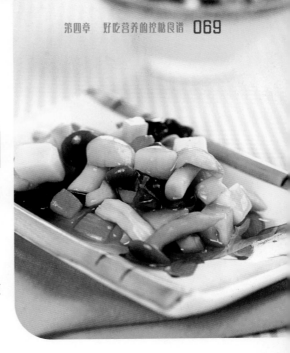

材料

二维码

莴笋、胡萝卜、土豆、蟹味菇、水发木耳各50克。

调料

酱油10克，盐、胡椒粉、香油各适量，葱花少许。

做法

1　蟹味菇、水发木耳分别择洗干净，焯水；莴笋、胡萝卜、土豆分别洗净去皮，切丁。

2　炒锅倒入油烧热，下葱花煸香，放入莴笋丁、胡萝卜丁、土豆丁炒至断生，加入适量水，放入蟹味菇、水发木耳炒匀。

3　加酱油、盐、胡椒粉调味，淋入香油即可出锅。

食材小档案

　　蟹味菇、木耳都属于菌菇类食材，富含膳食纤维，可以延缓人体对糖类的吸收，有益于保持血糖平稳，且能调节血脂。

　　莴笋、胡萝卜、土豆及菌菇类搭配，营养丰富，也可以满足糖尿病患者每日多摄入蔬菜的需求。

> **小提示**
>
> ★ 蘑菇的种类很多，此菜中的蟹味菇也可以用香菇、口蘑、平菇、鸡腿菇、金针菇、猴头菇等代替。

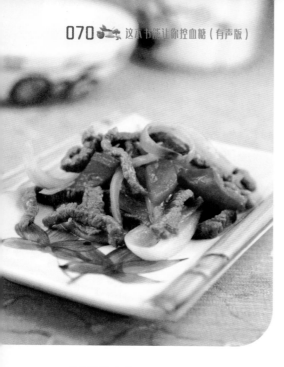

洋葱炒牛肉（热菜类）

二维码

材料

牛里脊肉、洋葱各100克，红彩椒少许。

调料

料酒、酱油各10克，盐、鸡精各适量。

做法

1 洋葱去外皮，洗净，切丝；红彩椒洗净去子，切菱形片；牛里脊肉洗净，切丝后用料酒、酱油抓匀。

2 锅中倒油烧热，放洋葱丝炒香，倒入牛肉丝快速翻炒，放入红彩椒片，加盐、鸡精炒匀出锅。

食材小档案

　　洋葱能有效刺激胰岛素的合成及释放，帮助细胞更好地利用葡萄糖。洋葱中的硫化物有杀菌功效，并能促进人体新陈代谢，改善糖尿病患者易疲劳乏力、易感染等状况。

　　牛肉能健脾胃，补气血。此菜适合已消瘦、体虚乏力的糖尿病患者，既能提供营养，又能控制血糖。

小提示

★ 眼病、皮肤瘙痒性疾病、消化系统溃疡、易胀气者不宜多吃洋葱。

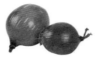

蒜香烧鳝鱼（热菜类）

二维码

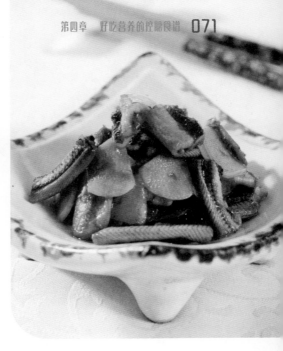

材料

净鳝鱼150克，蒜片20克。

调料

酱油、料酒各5克，盐适量。

做法

1 鳝鱼洗净，切段。

2 锅中倒油烧热，放入蒜片炸黄，放鳝鱼段煸炒，烹入料酒，加酱油和适量水焖10分钟，大火收汁，放盐调味，翻匀出锅。

食材小档案

鳝鱼是补血养虚的滋补佳品，高蛋白、低脂肪，所含的鳝鱼素有助于调节血糖。

鳝鱼富含维生素A，可改善视力，有助于预防糖尿病并发眼病。

大蒜富含多种生物活性成分，具有杀菌、抑菌、抗癌、抗衰老、提高免疫力等保健功能外，还能调节血糖，降低血液黏度，预防血栓。

小提示

★ 瘙痒性皮肤病者慎食鳝鱼。

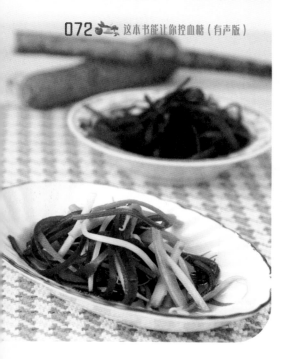

凉拌五丝（凉拌类）

二维码

材料

海带丝、胡萝卜、牛蒡、绿豆芽、芹菜各50克。

调料

豉汁、醋、香油各适量。

做法

1 胡萝卜、牛蒡去皮，洗净，切丝；芹菜择洗干净，切丝。

2 以上材料一起放入开水锅中，焯水后捞出沥干，盛盘。

3 将豉汁、米醋、香油调配成拌汁，浇入菜中，拌匀即可。

食材小档案

海带软坚散结、通便利尿，胡萝卜健脾养血、明目，牛蒡净肠排毒，绿豆芽生津润燥，芹菜降压除烦。

此菜清热降火，利尿通便，除烦止渴。适合饮食肥甘油腻、积滞胀满、便秘、水肿、肥胖、心烦口渴、目赤咽肿、口舌生疮、皮肤瘙痒、痈肿者食用。糖尿病合并高血压、血脂异常者也可食用。

小提示

★ 这道菜虚寒腹泻者不宜多吃。

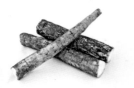

西柚拌西芹（凉拌类）

二维码

材料

西芹250克，西柚肉100克。

调料

醋、盐各适量。

做法

1 西芹择洗干净，切段，入沸水中焯烫至断生，捞出，过凉水；西柚肉切块。

2 将西芹段、西柚肉一起放入盘中，加入调料拌匀即可。

食材小档案

　　西柚所含天然果胶能降低血液中的胆固醇，并延缓葡萄糖的吸收。西柚是低糖、高钾、高维生素C水果，有降血压作用，适合糖尿病并发高血压等心脑血管疾病患者食用。

小提示

★ 没有西柚，用普通柚子代替即可，控糖功效类似。

★ 西柚性寒，体质偏寒、脾胃虚弱、易腹痛腹泻者少食。

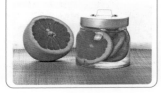

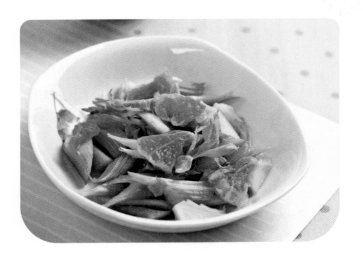

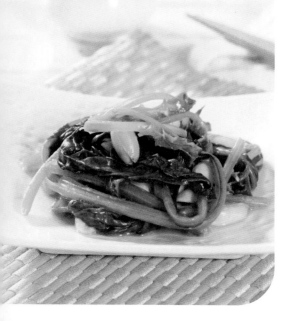

菠菜拌花生（凉拌类）

二维码

材料

菠菜200克，花生米20克。

调料

醋、生抽各10克，香油5克。

做法

1 将花生米煮熟、去皮，装盘后倒入醋腌浸15分钟。

2 菠菜择洗干净，焯熟后装盘，倒入生抽、香油拌匀即可。

食材小档案

菠菜叶中含有一种类似于胰岛素的物质，对2型糖尿病患者能起到控糖作用。菠菜富含维生素和矿物质，有利于保护皮肤健康、维护正常视力，预防和改善糖尿病并发视力障碍及皮肤病变。菠菜还有助于降胆固醇，预防便秘。

小提示

★ 菠菜一定要先焯烫下再烹调，以去除过多的草酸。

★ 脾胃虚寒、易腹泻者不宜多吃。

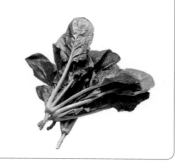

凉拌魔芋（凉拌类）

材料

二维码

魔芋150克，芹菜100克。

调料

生抽、醋各15克，香油适量。

做法

1 将魔芋切小条，芹菜择洗干净，切段，分别焯水后投入凉水过凉。

2 将魔芋条和芹菜段沥水，装盘，加入调料拌匀即可。

食材小档案

　　魔芋外形有点像芋头，多经加工制成各类魔芋制品食用。

　　魔芋低热量、低脂、低糖、高纤，可增加饱腹感，通便排毒，是糖尿病、高血压、血脂异常、肥胖、便秘者的理想食物。

　　芹菜有清肝、降压功效，搭配魔芋，可改善口感，调脂降压。

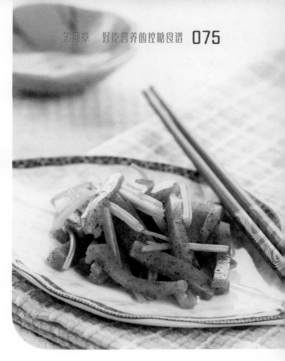

小提示
★ 魔芋性寒，脾胃虚寒、过于瘦弱、营养不良、腹泻者不宜多吃。

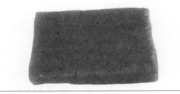

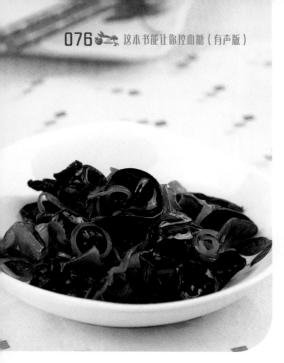

凉拌木耳（凉拌类）

二维码

材料

水发木耳150克，红彩椒适量。

调料

醋、生抽、香油各适量。

做法

1 水发木耳择成小朵，洗净，焯水后投入凉水浸泡，沥水，装盘。

2 红彩椒洗净切丝，装盘，放入醋、生抽、香油，拌匀即可。

食材小档案

　　木耳是一种低热量、高营养的食材，其所含的多糖类物质有修复胰岛细胞的功效，还有降血脂、通便作用。糖尿病合并便秘、肥胖、高血压、血脂异常者常食木耳有助于调理身体。

小提示

★ 木耳在水发时要用凉水浸泡才能保持脆韧的口感，焯水时一定要焯熟，隔夜木耳要再次煮熟，避免食物中毒。

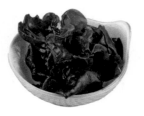

海蜇拌黄瓜（凉拌类）

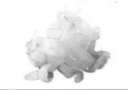
二维码

材料

黄瓜150克，海蜇皮50克。

调料

醋、生抽各10克，香油适量。

做法

1 将黄瓜、海蜇皮分别洗净、切丝，一起放入盘中。
2 再放入适量醋、生抽和香油，拌匀即可。

食材小档案

　　海蜇有清热解毒、化痰软坚、降压消肿的功效，且低热量、低糖，适合糖尿病并发高血压、肾病水肿者食用。

　　黄瓜可生津止渴、清热利尿，适合肥胖、高血压、高胆固醇者食用。

小提示

★ 海蜇皮要提前用清水浸泡，换2次水，以去除咸涩味。也可用沸水焯烫一下，提高脆韧的口感。

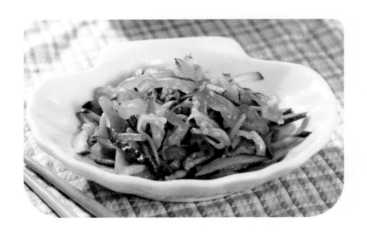

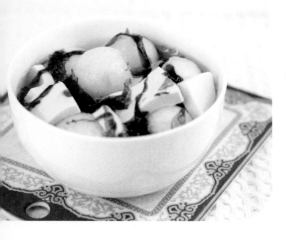

冬瓜紫菜豆腐汤（汤品类）

二维码

材料

冬瓜、豆腐各100克，紫菜5克。

调料

香油10克，盐适量，葱花少许。

做法

1. 冬瓜去皮、瓤，洗净，用挖球器挖取冬瓜球；豆腐切大厚片。

2. 锅中倒入少许油烧热，下葱花炝锅，倒入适量水煮沸，放入冬瓜球和豆腐片，小火焖煮10分钟，放入紫菜，加盐调味，搅匀后盛入汤碗，淋香油即可。

食材小档案

　　冬瓜是低糖、高钾、低钠食物，且富含水分，热量值极低，对肥胖的2型糖尿病患者有益。

　　豆腐富含优质蛋白质，可补中益气、清热润燥、生津止渴，特别适合体热烦渴的糖尿病患者。

　　紫菜富含膳食纤维、维生素和微量元素，紫菜多糖具有控血糖、降血脂、抗肿瘤的作用。

　　此汤清热、除湿、利水，又能补充蛋白质，适合脾湿内热的糖尿病患者。

小提示

★ 冬瓜性寒，脾胃虚寒、易腹泻者慎食。

★ 高尿酸及痛风者不宜多吃豆腐。

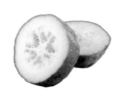

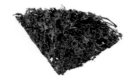

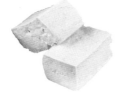

绿豆海带汤（汤品类）

二维码

材料

绿豆、海带丝各50克。

做法

1　将绿豆、海带丝分别洗净。
2　锅中放入绿豆，加入适量水，用小火煮30
　分钟，放入海带丝，继续煮10分钟即可。

食材小档案

　　绿豆含有丰富的膳食纤维，有助于平稳
血糖，降血脂，利小便，解热毒，预防便
秘，是湿热肥胖型糖尿病患者的理想食品。

　　海带热量低，矿物质丰富，可调节机体
代谢。海带还能软坚化痰、降压降脂、促进
排便、消肿减肥，尤宜糖尿病并发肥胖、高
血压、动脉硬化者食用。

　　此汤可清热解毒、通利肠胃、退热除
烦，非常适合烦渴、燥热、便秘、肥胖的糖
尿病患者。

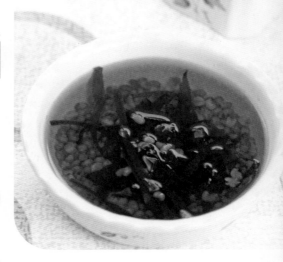

小提示
★ 脾胃虚寒、易腹泻者不宜多食此汤。
★ 绿豆一定要煮烂，未煮熟的绿豆豆腥味强烈，食后易引起恶心、呕吐。

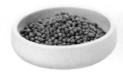

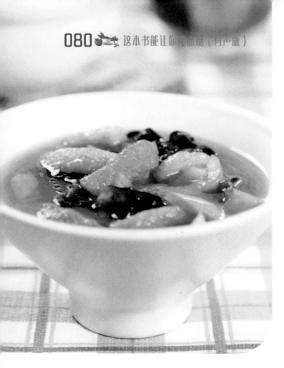

海参木耳汤（汤品类）

二维码

材料

水发海参100克，水发木耳50克，胡萝卜30克。

调料

生抽、醋各10克，盐、香油各适量。

做法

1 将海参去内脏，洗净，切小块；水发木耳择洗干净；胡萝卜洗净、切片。

2 锅中倒入适量水，大火烧开，放海参块、木耳，小火煮5分钟，放入胡萝卜片，煮沸后加生抽、盐调味，盛入碗中，倒入醋和香油即可。

食材小档案

　　海参是高蛋白、低脂食物。海参多糖有助于促进胰岛功能恢复。海参还具有补肾益精、养血润燥的功效，可增强体力和免疫力，改善腰膝酸软、燥热烦渴、失眠、便秘等症状，尤宜气阴两虚、体弱乏力的老年糖尿病患者食用。

小提示

★ 脾胃虚寒、痰多、腹泻者不宜过多食用海参。

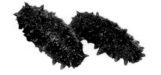

笋瓜海米汤（汤品类）

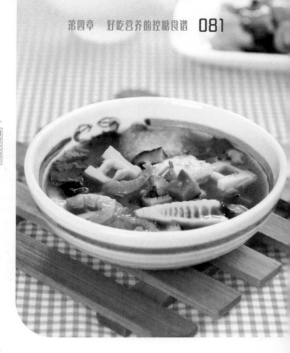

材料

竹笋、冬瓜各100克，海米、干香菇各15克。

二维码

调料

盐、胡椒粉各适量，香菜末少许。

做法

1 竹笋去外皮，洗净，切片；冬瓜去皮、瓤，洗净，切厚片；海米、香菇分别泡软，香菇切丁。

2 炒锅中倒入少许油烧热，放入笋片、冬瓜片略炒，加入海米、香菇丁和适量水煮沸，改小火煮10分钟。

3 加盐、胡椒粉调味，撒上香菜末即可。

食材小档案

竹笋具有清热化痰、益气和胃、治消渴、利水道等功效，且低热量、低糖、高纤维，能促进肠道蠕动，防便秘，尤宜肥胖、烦热口渴、小便不利、大便不畅的糖尿病患者。

小提示

★ 脾胃虚寒、易泻者不宜多吃竹笋。

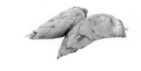

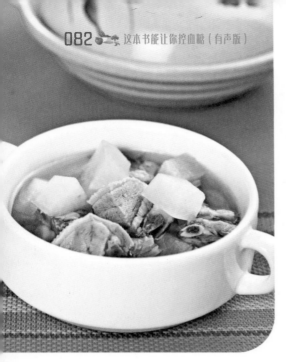

冬瓜老鸭汤（汤品类）

二维码

材料

冬瓜、净鸭各150克。

调料

酱油、料酒、盐各适量，葱段、姜片各15克。

做法

1 净鸭剁成块，焯水后放入锅中，加适量水烧开，撇去浮沫，放葱段、姜片、料酒、酱油，小火炖煮1小时，挑出葱段、姜片。

2 冬瓜洗净，去皮、瓤，切块，放入锅中，继续炖15分钟。

3 放盐调味，搅匀稍煮后盛出。

食材小档案

　　鸭肉高蛋白、脂肪含量适中，主要含不饱和脂肪酸，且富含B族维生素等，并有清热消肿的作用，有助于预防糖尿病并发神经系统疾病。鸭肉滋阴清热、健脾利水，尤宜阴虚内热的糖尿病患者食用，既可补虚弱、健脾胃、增营养，又能缓解烦热、干渴、水肿、便秘等症状。

　　鸭肉滋阴凉补，冬瓜清热利水，此汤最适合阴虚内热的糖尿病患者食用。

小提示

★ 鸭肉可选鸭胸肉和鸭腿肉，肉多且脂肪少。

★ 鸭肉腥味较重，应先焯水或煸炒，以去除腥味。

★ 鸭肉性偏凉，体质虚寒、腹痛、腹泻者不宜多食。

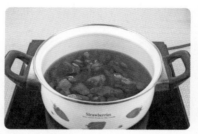

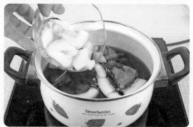

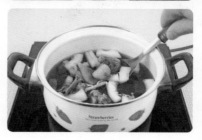

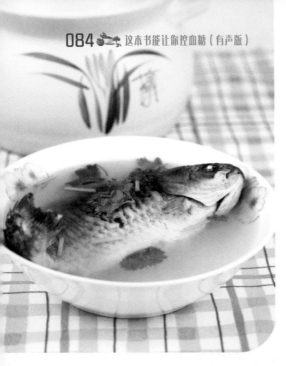

清炖鲫鱼汤（汤品类）

二维码

材料

鲫鱼1条。

调料

葱段20克，盐、胡椒粉各适量，香菜段少许。

做法

1 将鲫鱼去鳞、鳃及内脏，洗净，放入锅中，加适量水煮沸，撇去浮沫，放入葱段，小火煮20分钟，加盐调味。

2 煮好的鱼汤盛出，撒入胡椒粉和香菜段即可。

食材小档案

　　鲫鱼营养丰富，所含优质蛋白容易被人体消化吸收。鲫鱼有健脾利湿、和中开胃、活血通络、温中下气的功效，对老年体虚、脾胃虚弱、精神倦怠、身重乏力、慢性腹泻以及肾病水肿的糖尿病患者有滋补调养作用。

小提示

★ 鲫鱼清蒸或与豆腐、冬瓜煮汤最佳，不宜煎炸食用。

★ 不要吃鱼子，以免胆固醇及脂肪超标。

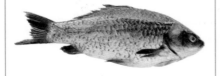

第五章
量身定制，选对运动处方

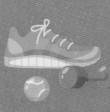

糖尿病患者除了要『管住嘴』，还要『迈开腿』。运动是特效降糖药，但前提是合理运动。怎样才是『合理』的运动，这还要因人而异。

运动宜忌早知道

二维码

运动锻炼是与药物治疗、饮食治疗并重又相互配合的必需措施，尤其在2型糖尿病患者的综合管理中占有重要地位。

流行病学研究结果显示：规律运动8周以上，2型糖尿病患者的糖化血红蛋白值可降低0.66%。此外，运动对预防糖尿病的发生效果显著。

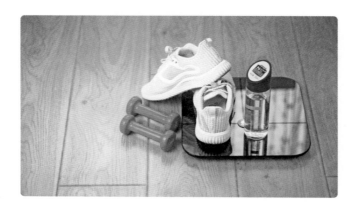

哪些糖尿病患者适合运动

- 非胰岛素依赖型的2型糖尿病患者
- 成人肥胖型糖尿病患者
- 控制良好的胰岛素依赖型糖尿病患者

小提示 ★ 这类人经饮食控制和药物治疗后，病情好转或血糖控制良好，正在口服降糖药或注射少量胰岛素时，运动疗法也安全有效。

- 有动脉硬化、高血压、冠心病等糖尿病并发症，但病情较轻者

小提示 ★ 这类人可进行适度的体育活动。应根据病情的轻重、耐力情况、运动后的反应等，采用适当的运动方式与运动负荷，如步行、广播体操、太极拳等，选择的运动不宜过激。

哪些糖尿病患者要小心运动

对于有并发症的糖尿病患者，除了个别重度并发症外，坚持运动对控制血糖是有利的，但同时也要咨询医生，在医生的指导下针对病情调整运动计划。

①糖尿病并发高血压者

当血压≤160/100毫米汞柱时，可在专业人员的监督下进行运动。血压≥180/120毫米汞柱时，应禁止运动。

此类人群运动时要避免强度过大，不要过度负重及长时间憋气，避免做猛然发力、剧烈摇晃、体位改变过大、突然转动头部的动作，以免血压突升、眩晕摔倒。

②糖尿病并发冠心病者

这类患者需要专业医生对患者的心功能进行评估后，提出适合的运动方案。如心功能有轻度减退，每天户外活动不应超过1小时。心功能明显减退者，则不鼓励户外活动。

此类人群尽量进行舒缓运动，避免剧烈、大运动量、需要爆发力的运动，也不宜进行大量肌肉力量练习，如哑铃、深蹲等。运动中如有任何心前区不适、胸闷气短、虚汗症状，应立即停止。

③糖尿病并发视网膜病变者

在开始运动前，一定要进行细致的眼科检查，并在专业人员的指导下进行运动。

由于严重视网膜病变存在玻璃体积血和视网膜脱落的风险，所以合并视网膜病变者一定要避免负重、推举、过度弯腰以及较为剧烈的运动。

④糖尿病并发肾病者

适当运动对降低糖尿病肾病患者的微量尿蛋白有积极作用，可在专业人员的监督下进行运动。

运动应从低强度、低运动量开始，以中、低强度运动为主，在进行长期低强度运动的同时，要定期尿检，关注肾功能、电解质和酸碱平衡情况。严重肾病者禁止运动。

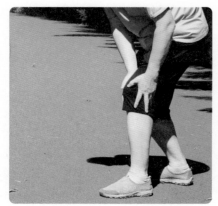

⑤糖尿病并发神经病变者

由于腿部及足部肢体感觉迟钝麻木，所以应选择舒缓平和的运动，不宜进行腿部负重、弹跳性大的运动，避免下肢受伤。糖尿病足病患者应降低运动量，严重者避免运动。

有氧加抗阻，组合运动方式最有益

二维码

● 有氧运动：是指富有节奏性、持续性、时间较长、运动强度中等的恒常耗氧运动。对于提高心肺功能、促进人体代谢最为有益，安全性也较高。

● 抗阻运动：是指在克服外来阻力时进行的主动运动。以力量训练为主，可增强肌肉及骨骼的力量，减少体脂，改善胰岛素的敏感性，提高人体代谢功能。

抗阻运动与有氧运动联合进行，可更大程度地改善代谢功能，是糖尿病患者最为有益的运动方式。

有氧运动，中等强度，150分钟/周

成年2型糖尿病患者每周至少应有150分钟中等强度的有氧运动。

从频率上看，建议每周运动5天，每天不少于30分钟。研究发现，即使一次进行短时的体育运动，如每次10分钟，每天累计30分钟，也是有益的。

有氧运动以中度，即感觉运动时有点用力，心跳（50%～70%最大心率）和呼吸加快但不急促为最佳。中等强度的有氧运动包括：快走、慢跑、骑自行车、打太极拳、乒乓球、羽毛球、爬山、爬楼梯、游泳、健身操、高尔夫球等。

力量训练，中等抗阻，2～3次/周

糖尿病患者如果没有禁忌证，每周最好进行2～3次中度抗阻运动。两次锻炼间隔时间应超过2天（48小时），对减重、控糖、降脂效果更好。

中医认为，糖尿病患者多脾虚，脾主肉，脾虚则肌肉无力、松垂，而锻炼肌肉，则能使脾运健旺，对改善脾虚、防治糖尿病十分有益。

　　抗阻运动主要是力量训练，锻炼部位包括上肢、下肢、躯干等主要肌肉群。以俯卧撑、哑铃、深蹲等中等强度的锻炼为宜。

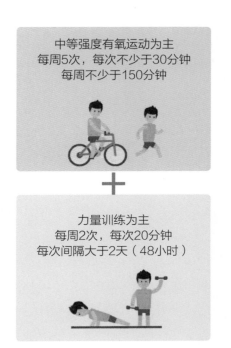

中等强度有氧运动为主
每周5次，每次不少于30分钟
每周不少于150分钟

＋

力量训练为主
每周2次，每次20分钟
每次间隔大于2天（48小时）

小提示

★ 运动方式应根据患者年龄、性别、病情、有无并发症等具体情况综合衡量，并从小运动量、短时间开始。

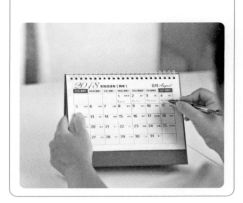

怎样确定一天的运动量

二维码

以消耗热量来确定

　　掌握合适的运动量，才能达到锻炼目的。运动量太小，没有效果；而运动量太大，又会造成血糖波动、疲劳加重等不良反应。

　　一般来说，每天运动消耗量应在240～400千卡比较好。最初运动从每天240千卡开始，逐渐增加运动量。

　　以下每种运动在所列出的相应时间内锻炼，平均消耗约80千卡热量。随着运动时间的延长，消耗的热能逐渐增加。

运动消耗热量表

运动程度	持续时间	运动种类	80千卡
最轻运动	30分钟	散步、购物、做家务、打太极拳	
轻度运动	20分钟	中速步行、跳交谊舞、做广播体操、平地骑车、打台球	
中度运动	10分钟	爬山、平地慢跑、打羽毛球、上楼梯、划船	
强度运动	5分钟	跳绳、游泳、举重、打篮球	

用"千步"来衡量活动量

我们每天的身体活动量可以通过"千步"作为标准来度量。

中等速度步行10分钟，约为1千步。

以中速步行1千步为一把尺子（每小时走约6千米），累计日常生活、工作、出行和运动等各种形式的活动，换算为1千步的活动量或热量消耗。一般健康成年人每天应不少于6千步，而糖尿病患者可适度增加，根据自己的身体状况，以每天6千步至1万步为宜。年轻、肥胖、病情稳定的糖尿病患者可增加至1.2万步。

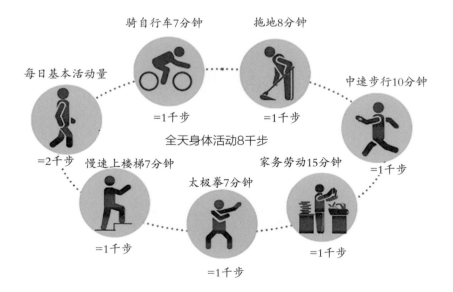

常见身体活动的千步当量数表

活动项目	MET	千步当量数	千步当量时间（分钟）
家务活动			
整理床铺、站立	2.0	3.0	20
洗碗、熨烫衣物	2.3	3.9	15
收拾餐桌（走动）、做饭或准备食物	2.5	4.5	13
擦窗户	2.8	5.4	11
手洗衣服	3.3	6.9	9
扫地、扫院子、拖地板、吸尘	3.5	7.5	8
步行			
3千米/时，慢速	2.5	4.5	13
4千米/时，下山	3.0	6.0	10
5千米/时，中速	3.5	7.5	8
5.5~6千米/时，快速	4.0	9.0	7
7千米/时，很快	4.5	10.5	6
5.5千米/时，上山	6.0	15.0	4
下楼	3.0	6.0	10
上楼	8.0	21.0	3
上下楼	4.5	10.5	6
跑步			
走跑结合（慢跑不超过10分钟）	6.0	15.0	4
慢跑，一般	7.0	18.0	3
8千米/时，原地	8.0	21.0	3
9.6千米/时	10.0	27.0	2
跑，上楼	15.0	42.0	1
球类			
保龄球	3.0	6.0	10
高尔夫球	4.5	10.5	6
篮球，一般（非比赛）	6.0	15.0	4

续表

活动项目	MET	千步当量数	千步当量时间（分钟）
排球，一般（非比赛）	3.0	6.0	10
乒乓球	4.0	9.0	7
台球	2.5	4.5	13
网球，一般（非比赛）	5.0	12.0	5
羽毛球，一般（非比赛）	4.5	10.0	6
足球，一般（非比赛）	7.0	18.0	3
跳绳			
慢速	8.0	21.0	3
中速，一般	10.0	27.0	2
快速	12.0	33.0	2
舞蹈			
慢速	3.0	6.0	10
中速	4.5	10.5	6
快速	5.5	13.5	4
游泳			
踩水，中等用力，一般	4.0	9.0	7
自由泳、仰泳	8.0	21.0	3
蛙泳，中速	10.0	27.0	2
蝶泳	11.0	30.0	2
自行车			
12～16千米/时	4.0	9.0	7
16～19千米/时	6.0	15.0	4

千步当量数：进行相应活动项目1小时相当的千步数

MET：每千克体重从事1分钟活动，消耗3.5毫升的氧气，这样的运动强度为1MET

以运动效果来确定

可以运动效果作为判断标准，以1~2个月作为一个时间段。可根据自觉症状、客观检查等进行综合判断。

- 自觉症状：以运动后有爽快感、充实感及疲劳感为指标。
- 客观检查：包括血糖各项指标控制良好、体重减轻、血压及血脂下降等。

运动强度、运动时间因人而异

二维码

由于每个人的体质、年龄不同，能承受的运动负荷也不同，所以，运动强度和时间应根据自身状况来掌握，并结合平常运动程度、体力及心肺功能选择。

怎样才是"适度"

糖尿病患者无论是有氧运动还是抗阻运动，都以中等强度为"适度"。中等强度运动应有如下感觉。

- 运动后心跳和呼吸加快。
- 运动中自我感觉适度用力，但不吃力。
- 可以随着呼吸的节奏连续说话，但不能唱歌。
- 感觉稍累，但心胸畅快，精神愉悦。
- 微微出汗而不会大汗淋漓。
- 肌肉略有酸胀感，但不会疼痛乏力。
- 食欲、睡眠良好，次日精力充沛。

小提示

★ 如运动后疲劳感较轻，不出汗，不发热，脉搏无明显变化，说明运动量过低。

★ 如运动中感觉很吃力，上气不接下气，出汗过多，肌肉乏力或酸痛感强烈，心跳过速，疲累感很重，甚至出现身体不适，说明运动过度。

以心率判断运动强度

运动强度可根据运动时的心率来判断。一般以最大心率的50%～70%为佳。

①计算最佳运动心率公式

> 最大心率（次/分）= 220 – 年龄
>
> 最佳运动心率 = 最大心率×（50%～70%）

举例：

张先生，58岁，糖尿病早期，体质较好，无并发症

最大心率= 220 – 58 = 162（次/分）

最佳运动心率 = 162 ×（50%～70%）= 81～113（次/分）

> **小提示**
>
> ★ 张先生运动时，心率如果没有超过81次/分，则达不到锻炼效果。如果超过了113次/分，则应放慢动作或暂停休息，以免运动过度引起不适。

②测量运动心率的方法

● 佩戴可测量心率的运动腕表。

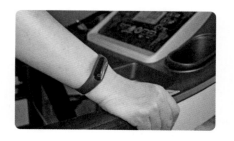

● 自测脉搏10秒，将脉搏数×6。

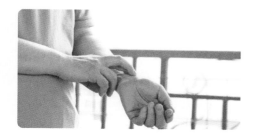

最佳运动时间

①餐后1～2小时最宜运动

糖尿病患者的最佳运动时间应在餐后1～2小时。

餐前、餐后半小时内不宜运动。餐前运动会增加饥饿感，导致低血糖，而餐后马上运动会影响胃肠的消化功能。

②清晨运动要小心

有些糖尿病患者有"黎明现象"，即清晨血糖升高。尤其是并发高血压、心脏病的患者，清晨容易突发心血管意外，所以不宜进行运动量较大的活动。清晨空气污染严重，极易造成呼吸道感染，从而加重病情。因此，外出锻炼不宜在清晨，最好在上午9～10点或下午、傍晚。当然，夏季为避开暑热，上午锻炼时间可适当早一些。

③运动时长与间隔

一次运动的持续时间至少在15分钟，每天30～60分钟，每周5次为宜，不少于3次。运动时间间隔可根据每次运动量大小而定。如果运动量较大，间歇宜稍长；运动量较小，且身体条件较好，运动后不疲劳，可每天运动。

小提示	★ 不必每天拿出固定的时间来锻炼，可以将运动贯穿生活和工作中，如少开车，骑自行车或步行上下班，这样一举两得，既能节省时间，又能起到辅助治疗糖尿病的作用。	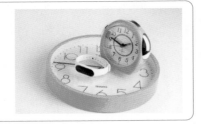

二维码

有效控糖的八大运动

运动一：步行

简单的步行可以说是糖尿病患者最易坚持的运动方式。研究表明，一个人如果每天快走约1小时，可减小患2型糖尿病的危险。

步行是最安全、简便，同时也是最容易坚持下来的运动。有节奏的长时间步行，能全面改善人体代谢状况，提高心肺功能，提高胰岛素敏感性，降低"三高"，帮助减肥，促进睡眠，提高免疫力，让人心情愉悦。

● 步行应坚持每天1次，每次30分钟，也可分段少量多次进行。

● 步行时挺胸抬头，步伐大小适中，保持一定的节奏。摆起手臂，也可适当拍打胸腹及腰背。

- 步行以中速最宜（约10分钟步行1千米），以微微出汗、感觉轻松愉快为度。

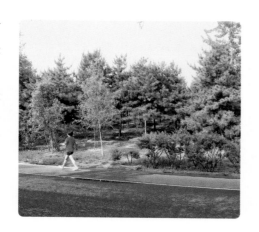

- 要选择平坦的道路，最好在塑胶步行道上步行，更轻松省力，降低疲劳感。不要赤足行走，更不要走坑坑洼洼的道路或鹅卵石小路，因为糖尿病患者多伴有外周神经病变，皮肤感觉迟钝，对伤痛不敏感，往往受伤还不自知。

运动二：慢跑

慢跑更适合体质较好的中青年糖尿病患者。慢跑可以促进人体血液循环，增强活力和心肺功能，改善人体代谢，减轻体重，对高血压、血脂异常、糖尿病及肥胖人群非常有益。

- 慢跑前要先做准备活动，伸展肢体或活动膝盖、脚踝等部位，做好热身。
- 选一双轻便的运动鞋或跑鞋。
- 选择有塑胶跑道的场地最佳，可减震保护，跑起来轻松不累。
- 每次跑15～30分钟或3千米比较适宜，可由少逐渐增多，慢慢适应。
- 速度不宜太快，步伐小一些，腿不要抬太高，手臂自然摆动。
- 也可慢跑、快走相结合，交替进行。

运动三：骑自行车

骑自行车不仅是一项有效的有氧锻炼，还有助于控糖、降压、降脂，增强腿部力量和全身的平衡协调能力。骑车的运动量适中，对关节的损伤较小，尤其适合超重、肥胖的糖尿病患者。骑自行车可分为室外、室内两种，均可采用。

- 骑自行车一般以中速骑行为宜，每天1次，每次30分钟。微微出汗效果最好。
- 室外骑车要选择道路平顺、环境好、空气佳的场所，避免颠簸、陡坡、人多车多等路况。
- 骑行要注意保暖、防风及安全，不要骑太快或带人。

运动四：游泳

人体在水中运动时不容易感到疲劳，对关节的损伤也小，并能消耗脂肪、促进代谢、减轻体重，非常适合肥胖的糖尿病患者。经常游泳，还可改善失眠、便秘等。

- 以中慢速为宜，不要憋气快游。
- 每次1～2小时，在水中停留30分钟就上岸休息一下。
- 先在岸上做好准备活动再下水，避免抽筋。
- 水温不宜太低，37～38℃最宜。

运动五：爬山

爬山也是一项很好的有氧运动，强度适中，适合中青年及体重正常的糖尿病患者。爬山对消耗热量、调控血糖和血脂、改善循环和代谢很有益。

- 爬山速度慢一些，注意安全，不要勉强，切忌比赛。
- 最好爬有缓坡或平缓台阶而上的较低矮的山，不要爬太过陡峭险峻的山或野山。
- 选择鞋底较硬、防滑、跟脚的登山鞋。最好带上登山手杖，安全又省力。

运动六：打乒乓球

乒乓球是一种桌上运动，强调技巧和眼、脑、手的灵敏、协调，运动强度适中，且对全身循环及代谢均有良好的改善效果，适合体质较好的糖尿病患者。

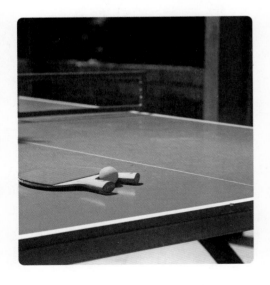

- 打球时间不可太长，中途宜稍作休息调整。
- 并发高血压者捡球时弯腰要慢一些。
- 锻炼第一，比赛第二，不要让情绪太过激动。

运动七： 打太极拳

太极拳是我国传统的健身拳法。它巧妙地融合了气功与拳术的长处，动静结合，刚柔相济，动作舒缓柔和、协调沉稳，还能让人宁心静气，安养精神。一套拳打下来，微微出汗，运动量适中，尤其适合中老年糖尿病患者。

● 可根据自己的体力和病情，控制动作幅度和时间长短，不必要求完整做完或动作必须到位。

● 找安静、空气清新之处，在思想上应排除一切杂念，不受外界干扰，调整好呼吸，让身心平静下来。

● 打太极拳时宜穿吸汗、透气的衣裤，平底、柔软的布鞋。

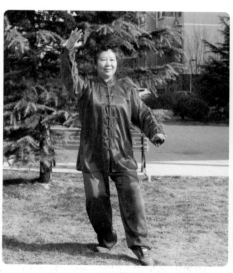
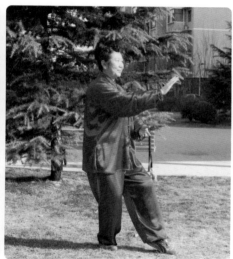

运动八： 哑铃操

哑铃操是阻抗运动，是有氧运动的重要补充，对消耗脂肪、强健肌肉和骨骼很有益。所谓哑铃操，并没有固定的标准套路，就是在单纯举哑铃的基础上，增加一些肢体动作，以减轻枯燥感，并让更多的肌肉受到负重锻炼。

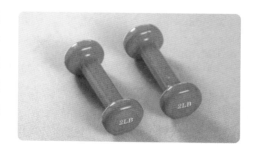

● 哑铃可从最轻的1千克开始，女性和老年人不宜加重，体质好的中青年男性可从1.5千克开始逐渐加重。

● 每周2次，每次20分钟为宜。

● 尽量让上肢做各个角度的屈伸、上举、旋转，最好配合腰部和腿部动作，以达到全身负重锻炼的目的。

不可不知的运动小贴士

二维码

"小劳"最佳，过度有害

糖尿病患者在从事体力活动和锻炼时，一定要注意适度，不要让身体过于疲劳，避免大汗淋漓、酸痛乏力、精疲力竭、勉强支撑的剧烈运动，否则难以长时间坚持，心血管不堪重负，还容易引起低血糖，诱发其他疾病。因此，运动掌握好"度"非常重要。人处于"小劳"的状态最佳，过于安逸和过于劳累都是有害的。

循序渐进，持之以恒

运动应本着"循序渐进、持之以恒"的原则。对于平时体力活动很少、刚开始运动肥胖的糖尿病患者，开始锻炼时，应在时间和强度上设定一个较低的目标。当这一目标能够轻松完成后，再确定一个新目标，逐渐加量。运动效果的出现一般在3~4周之后，若不能坚持，则效果不好，因此，长期坚持运动、养成运动习惯是关键。

量力而行，加强监测与评估

运动项目要与患者的年龄、病情及身体承受能力相适应，必须考虑不要加重心血管系统和骨关节系统的负荷，以保证运动安全。尤其是患糖尿病超过10年且有并发症者，运动前应请医生评估，注意"量力而行"。

运动的同时要加强监测，定期评估运动效果，以适时调整运动计划。如记录每天的运动情况，有利于自我监督，并掌握运动量。运动前后要加强血糖监测，运动量大或剧烈运动时应及时调整饮食及药物治疗方案，以免发生低血糖。

运动不适，立即停止

运动过程中应感到轻松愉快，身心畅达。

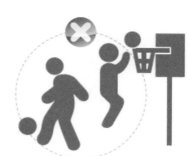

如出现任何不适，如腿痛、脚痛、胸痛、胸闷、憋气、眩晕、头痛、肌肉及关节疼痛、视物模糊、恶心等症状，应立即停止运动，在原地休息或尽快到附近的医院进行治疗。

糖尿病患者应避免剧烈运动，也尽量不参加对抗性及用力过猛的运动，尤其是有身体直接接触、冲撞的运动，如足球、篮球等，严防消耗过大或皮肤、腿足部位受伤。

记得带好糖和水

糖尿病患者在运动时要特别小心低血糖的问题，尤其是服用降糖药或注射胰岛素的患者，千万不要在饥饿、空腹状态下运动，以免诱发低血糖。只要是外出运动，一定要随身携带食物，最好是能够快速补充糖分的糖果、饼干和果汁。

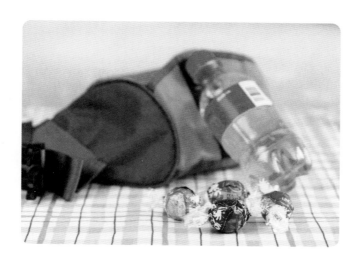

第六章

关注生活细节，不让血糖忽高忽低

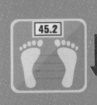

糖尿病是一种生活方式病，注重日常生活中的调养对缓解和控制病情非常有效，除了饮食和运动，这些生活细节也不可忽视。

糖尿病最怕低血糖

二维码

正常人的血糖低于2.8毫摩/升为低血糖，而糖尿病病人一般血糖低于3.9毫摩/升，就会有低血糖症状。糖尿病低血糖是在糖尿病治疗过程中经常碰到的现象。低血糖症状没有及时采取措施控制的话，就会出现烦躁、抽搐、意识障碍、神志恍惚，最后陷入低血糖昏迷。昏迷超过6小时即可造成不可恢复的脑组织损坏，甚至死亡，非常凶险。尤其是老年糖尿病患者，更容易发生低血糖昏迷，一定要引起重视。

低血糖的表现

如果糖尿病患者有以下这些表现，首先要想到低血糖。

● 心慌、出冷汗、脸发白	● 异常饥饿感
● 嗜睡、昏睡、疲倦、四肢冰冷无力	● 手发抖
	● 视物模糊
● 头晕、头痛、恶心、呕吐	● 烦躁、焦虑、情绪不稳定

小提示
★ 低血糖昏迷是危及生命的急症，必须马上送医院急救。家人或路人应马上拨打"120"急救电话，或将患者送往医院，以免延误抢救时间。在医生接手之前，要注意保持患者呼吸道通畅，防止误吸。
★ 不要随便给昏迷者喂食糖水，以免造成呛咳、窒息。

预防低血糖这样做

血糖波动较大者及使用胰岛素的糖尿病患者更容易发生低血糖。为了预防低血糖的发生，应尽量做到以下几点。

①随身带糖

糖尿病患者外出时最好随身携带一些糖果、饼干或高糖饮料，一旦发生低血糖，马上补充糖分自救。

②及时调整药物

出现低血糖多数是在患者服用某种降糖药或者是注射胰岛素期间。此外，服用心得安、阿司匹林等药物也有发生低血糖的可能。血糖非常高的患者，身体已经习惯了高血糖的环境，血糖突然调节到正常状态时，就可能会出现低血糖的症状。如果发生低血糖，要告知医生，以便调整用药。

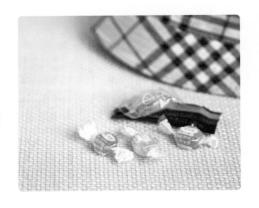

③少食多餐

糖尿病患者最好少食多餐，否则餐后3～4小时没有进食，很容易发生低血糖。晚上临睡前适当加餐，可预防夜间及清晨发生低血糖。

④切忌空腹饮酒

酒精性低血糖不容忽视，有的人喝酒以后，特别是空腹喝酒后，就会发生低血糖。

管好体重，太瘦太胖都不好

二维码

人体体重的变化是营养状况及代谢水平的直观反映，也是健康的标尺。糖尿病患者要特别注意体重变化，太胖、太瘦都不好。

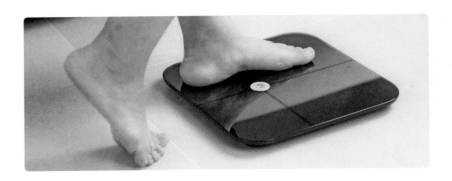

体重指数（BMI）

衡量体重是否合理有多种方法。除了前文讲过的"标准体重"的计算方法外，体重指数（BMI）也是一个非常重要的衡量指标。它是目前国际上常用的衡量人体胖瘦程度以及是否健康的一个标准。BMI值偏高，发生肥胖、糖尿病、高血压、血脂异常、冠心病等疾病的危险性均会增加。

体重指数（BMI）= 体重（千克）÷ [身高（米）]²

	消瘦	标准	超重	肥胖
BMI值	<18.5	18.5≤BMI<24.0	24.0≤BMI<28.0	≥28.0

小提示
★ BMI不分男女，但男性骨骼一般比女性重，所以BMI也比女性偏高一些。男性多在20～24，女性多在18～23。
★ 此方法不适用于18岁以下的青少年、骨骼及肌肉较重的运动员、孕妇及哺乳期女性、身体虚弱或久坐不动的老年人。

腰围比体重更重要

腰围是衡量腹部肥胖的一个重要指标，它反映了腹部脂肪堆积程度，而腹部脂肪的堆积与一系列代谢异常有关。

研究表明，即使两个人体重、身高完全一样，如果体形不一样，那么腹部脂肪多者（即内脏脂肪型肥胖者）未来患高血压、血脂异常、糖尿病、心脑血管疾病、痛风等的风险要高于腹部脂肪少的人。因此，腰围及腰臀比是健康的风向标。

● 男：腰围≥90厘米　　｜　　● 女：腰围≥85厘米

超过此标准即为内脏脂肪型肥胖（也叫苹果形肥胖或中心性肥胖）。

超重者需减重

肥胖和超重人群糖尿病患病率显著增加，肥胖人群糖尿病患病率比普通人高2倍。

糖尿病患者要通过调节饮食和活动量，来避免肥胖。已经超重或肥胖者要减少热量摄入，加强锻炼，使体重下降，增加人体对胰岛素的敏感性。达到理想体重后，人体的糖耐量往往会显著改善，对预防和控制各类并发症也十分有益。

超重和肥胖的2型糖尿病患者的体重管理目标应为减重5%～10%。

消瘦者需增重

体重不达标者要保证饮食营养充足，避免过度消瘦。出现快速消瘦现象者应适当提高热量的摄入，使体重正常，减轻身体消耗和脏腑损伤，避免出现身体虚弱而引发各种并发症。

消瘦者应通过合理的营养计划达到并长期维持理想体重。

超重者这样安全减重

二维码

制订减肥目标，不要减太快

减肥不要急于求成，首先要制订减肥计划，有目标、有时间、有具体措施，然后自我监督执行，稳扎稳打，才能达到理想效果。

超重或肥胖的糖尿病患者减重目标应为：体重下降5%～10%。一般来说，每月体重下降控制在0.5～1千克，6个月完成减重目标，这个速度是比较安全的。

如果基础体重较大者，减重可以适当快一些，如每周减0.5千克，每个月减2～2.5千克，但也尽量不要超过2.5千克。

减肥不宜过度、过快，否则对身体有以下不良影响，老年人尤其应注意。

从"多吃少动"到"少吃多动"

减少脂肪、控制体重没有捷径，不外乎"少吃"和"多动"，调整好人体"入"和"出"的平衡。

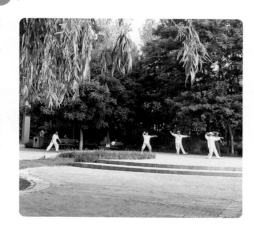

"入"指每天饮食摄入的总热量，而"出"指一切消耗的热量（包括基础代谢、身体活动，以及通过大小便、汗液等消耗的热量）。这是一个动态平衡，当入大于出时，人体就会慢慢发胖；当入小于出时，人体就会慢慢瘦下来。

少吃就是减少"入"，是控制血糖及减肥的关键所在。轻度高血糖及超重不多的人往往只需单纯地控制饮食，即可稳定住血糖，体重也很容易达到标准。对于肥胖、服用降糖药或使用胰岛素治疗的患者，也需把控制每日进食量作为第一要务，这样才能更好地稳定血糖，避免病情越来越重，引起各类并发症。

人的基础代谢约占每天热量消耗的60%～70%。人到中年之后，基础代谢会逐渐降低，有代谢综合征的人更加明显，如果运动量也减少了，而进食量还和以前一样，就会日渐发福。

有些人运动后，自我感觉很好，认为即便放开吃，也可以通过运动消耗掉。也有些人运动后，饥饿感明显增加，食欲大增，此时如果不控制进食量，运动就白做了。

还有些人觉得只要减少热量摄入，不运动、少运动也无妨，或者干脆采用"饥饿疗法"，希望体重能快速下降。这种做法难以满足身体营养需求，对健康不利。在减肥过程中应以不饥饿、不疲惫为佳。

怎样抵抗饥饿感

● 控制饮食的开始阶段，会出现一定程度的饥饿感，建议节食也要慢慢来，不宜突然大幅度节食，可以从每天少吃一两口开始，让身体逐渐适应，饥饿感就不会太明显了。

● 进食过快是引发食量超标的重要原因。进餐时要细嚼慢咽，充分咀嚼后再下咽，这样有利于食物的消化，减轻肠胃负担，增强饱腹感。每餐就餐时间应达

20～30分钟，稍有饱腹感就放下碗筷，这样才能给大脑留出接收"吃饱信号"的时间，避免食量超标。

● 在肚子感觉有点空时，多饮水也可以缓解饥饿感。

● 在减肥期间，视线范围内最好不要放太多零食，以免看到食物就忍不住想吃。

● 控制饮食不等于饿肚子，并不提倡过度节食，以免造成低血糖，反而给身体造成损害。饥饿感较强时，应该及时补充含糖食物，不要一味忍耐。

减少久坐状态，保证每天的活动量

想要减轻体重，就要增加日常身体活动量，包括各种不同强度的运动和日常活动，以促进热量消耗。关键是要克服慵懒、倦怠、困乏的状态，让自己动起来。

超重或肥胖者一定要改变久坐不动的生活方式，增加运动机会。尽可能把运动生活化，不受时间、场地、环境、天气等客观条件的影响，不给自己找任何借口，在日常生活中随时随地进行，让运动成为一种"常态"。养成一种积极、活跃的生活方式，对全面改善血液循环和身体代谢都大有裨益。

坐久了，靠墙站一会儿

对于经常久坐不动的糖尿病患者，有一个简单有效的调整运动，就是靠墙站立。

坐久了，就靠墙站一会儿，不仅可以适当耗能，促进糖类和脂类代谢，还能改善身体姿态、增强肌肉力量、缓解肩颈和脊椎疲劳，好处多多！

从站1分钟开始，慢慢延长至5～15分钟，时间可长可短，有空就站一会儿。

经常站立对各类糖尿病患者均有好处，尤其是对一些有并发症、不太敢运动的人以及体力不佳的老年人，站立既能起到锻炼作用，又安全有效。

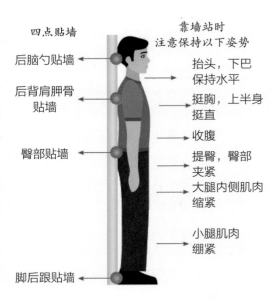

四点贴墙
后脑勺贴墙
后背肩胛骨贴墙
臀部贴墙
脚后跟贴墙

靠墙站时注意保持以下姿势
抬头，下巴保持水平
挺胸，上半身挺直
收腹
提臀，臀部夹紧
大腿内侧肌肉缩紧
小腿肌肉绷紧

消瘦者这样健康增体重

二维码

由胖突然变瘦，可能是血糖惹的祸

糖尿病的典型症状是"三多一少"，这个"一少"就是体重减轻。早期糖尿病患者往往比较胖，如果突然瘦了，多是血糖控制不佳的表现。当一个人从原来胖胖的状态突然变瘦时，如果不是刻意减肥，也没有生活方式的明显变化，甚至吃得很多却越来越瘦，一定要测一下血糖。对老年人不明原因的消瘦，应常规化验血糖、尿糖，以排除糖尿病。

由于糖尿病患者胰岛素分泌不足或者胰岛素抵抗，导致胰岛素相对不足，血糖升高。此时，身体为了维持热量需求，只好大量分解体内储存的脂肪和蛋白质，为日常活动提供热量，因此，造成脂肪和蛋白质消耗过多，就会出现消瘦甚至虚弱的状况。如果通过治疗，把血糖降下来，营养吸收好了，体重也自然能增长到正常水平。

糖尿病患者平时应经常监测体重变化，尤其是感觉体重明显改变时，要做好体重记录，如几个月减轻了多少千克，这些对医生判断病情都是有帮助的。

小提示	★ 老年人突然暴瘦不可掉以轻心，一定要去医院检查，除了早发现血糖异常外，还要排除甲状腺功能亢进、肠胃疾病、癌症等其他疾病。

及时调整降糖药物和剂量

有些降糖药物有降体重的不良反应。如最常用的降糖药二甲双胍，常会引起肠胃不适，影响营养吸收，长期服用可能导致体重下降。

如果糖尿病患者体重下降过快或消瘦比较严重，最好咨询医生，是否可以调整用药，如考虑联合用药，加用一些护胃的药物，有助于稳定体重。

合理饮食，增加营养摄入

在保证血糖稳定的前提下，消瘦的糖尿病患者可适当增加每日摄入总热量，以增加20%左右为宜，目标是满足更多的营养需求，达到或维持理想体重。

①适当加餐

如果食欲不好、挑食、偏食或饭量比较小，每餐吃得不多，可以通过加餐来补充，尤其是睡前加餐见效更快。

②多吃高蛋白食物

高蛋白食物可保证蛋白质的供给，防止出现营养不良、虚弱、体重快速下降的状况。尤其是妊娠期、高龄消瘦的糖尿病患者，不提倡长期全素饮食。

肾功能正常的糖尿病患者，蛋白质摄入量可占全天热量摄入的15%～20%。其中，优质蛋白质摄入比例超过1/3。选择肉类时，以鱼肉、虾肉、鸭肉、鸡肉、牛瘦肉、猪里脊肉等为主。每天最好保证吃1个鸡蛋和1袋牛奶（250毫升）。此外，也可选择大豆及其制品来补充蛋白质。

> 小提示
>
> ★ 即便是消瘦者，也不宜多吃高脂肪食物。脂肪所产热量是糖类的2倍多，高脂饮食会妨碍糖的利用，促进产生酮体，诱发和加重酸中毒，过多的脂肪和胆固醇还易引起动脉粥样硬化。因此，饮食中仍要注意控制肥肉、油炸类食物、动物内脏及奶油制品等。

③多吃高铁、高钙食物，预防贫血、虚弱

消瘦者容易出现贫血、乏力、骨质疏松等虚弱状况，这就要求在饮食中应注意多吃高铁、高钙食物。

● 高铁食物有动物血、动物肝脏、牛肉、猪肉、芝麻等。一些富含维生素C的食物有利于促进铁的吸收，如番茄、猕猴桃等，也可适当食用。

● 高钙食物有牛奶及奶制品、大豆及其制品、芝麻酱，以及虾皮、贝类等海产品。

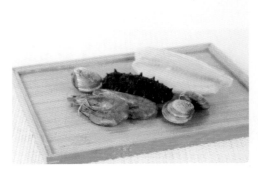
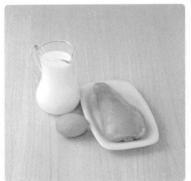

④主食不能太少

日常饮食中碳水化合物所提供的热量应占总能量的50%～65%。对碳水化合物数量、质量的合理控制是血糖控制的关键环节。糖尿病患者可根据自身热量需求，每天不低于150克，不超过400克。

主食摄入过多时，餐后血糖容易快速升高，但若主食摄入过少，血糖同样容易不稳定。如果碳水化合物摄入低于总热量摄入的50%，有些不吃主食的人碳水化合物摄入仅占20%，长期处于半饥饿状态，易使血糖波动，令人感觉疲惫乏力，出现酮症酸中毒及其他并发症。

⑤适当控制高纤食物，粗食不过量

膳食纤维是人体必需物质，可有效降低2型糖尿病的发病率，尤其对于肥胖、便秘、高血压、血脂异常患者非常重要。但消瘦者不能摄入过多，否则易影响人体对蛋白质及铁、钙等营养的吸收，造成营养不良、虚弱、免疫力下降，反而有害。

对于消瘦者，粗粮不能吃得过多，精白米面和粗杂粮要适当搭配，并减少粗杂粮的比例，主食不宜过细也不宜过粗。

消瘦的糖尿病患者不要盲目增加蔬菜量，每天以300～400克为佳，不宜超过500克。

在品种上，应多选择对补益气血、滋阴润燥有益的蔬菜，不宜多吃过于苦寒、粗硬的蔬菜，如苦瓜、茼蒿、萝卜、木耳、海带、竹笋等，以免出现排泄过多、加重瘦弱的状态。

坚持运动，增加肌肉而不是脂肪

都说运动减肥，那消瘦的糖尿病患者为什么也要坚持运动呢？不会越来越瘦吗？其实，运动可以全面调整和改善人体的内分泌和免疫功能，对增重同样有效。

运动能促进葡萄糖的利用，增加胰岛素的敏感性，有助于增强消化功能，平稳血糖，血糖正常了，体重可有所恢复。

运动还能增长肌肉量。肌肉比脂肪重，肌肉增加能使体重增加，避免肌肉萎缩、骨质流失，人体的力量、耐力、抗病能力都有所提升，对预防糖尿病并发症及感染性疾病非常有益。

消瘦可通过抗阻运动增强肌肉量，如哑铃、健身器械等，适当负重可以给肌肉、骨骼充分的刺激，有助于增长肌肉、提高骨密度，从而使体重增加。

<table>
<tr>
<td>小提示</td>
<td>
★ 消瘦的老年人运动时要量力而行，根据自己的体力状况调整运动量，不可勉强。适当锻炼对增重是有益的，但在虚弱乏力、腰酸腿痛、严重骨质疏松的情况下，还是以静养为佳。
★ 避免运动过度，否则越动越瘦。避免出现疲劳、乏力、酸痛、虚弱的状况，尤其要小心低血糖。
★ 在选择运动项目时，应避免消耗性的有氧运动，如长距离行走、慢跑、游泳、跳舞、登山等。
</td>
</tr>
</table>

坏心情影响血糖，怎样调节才有效

二维码

人体是身心合一的，心情舒畅，身体就安康，反之亦然。人如果长期心情不好，会对健康造成很大的损害，尤其对内分泌系统、免疫系统伤害极大。

情志问题会引发或加重疾病。"怒伤肝，喜伤心，思伤脾，忧伤肺，恐伤肾"，情志长期失调，可致脏腑气血阴阳紊乱而引发疾病，七情郁结可诱发或加重糖尿病病情。相反，恬静、安详、愉悦、平衡的心态有助于保持血糖稳定，对控制病情非常有利。

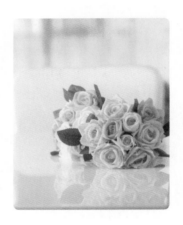

<table>
<tr>
<td>小提示</td>
<td>
糖尿病患者的心理和情绪障碍主要有以下几类。
★ 悲观型：孤独绝望，心胸烦闷，心悸失眠，易惊多梦，食欲减退，双目呆滞无神，悲伤易哭，甚至不食不睡。
★ 怨怒型：急躁易怒，焦虑激动、失眠多梦，五心烦热，咽干口苦，胸闷胁痛，头昏脑涨，生气后病情明显加重。
★ 忧思型：忧愁思虑，恐惧沮丧，愁容满面，胸闷气短，爱叹气，失眠多梦，食欲不振。
★ 气郁型：情绪不宁，紧张忧郁、胸膈满闷，两胁胀痛，痛无定处，嗳气不舒，食欲不振。
</td>
</tr>
</table>

人人都会有心情不好的时候，但要注意控制和调节，避免长期心情不佳。调节心情可以用下面这些方法。

静志安神法

这是一种以精神内守为核心的心理疗法，中医认为，一个人的神志保持安宁，就能少生疾病，健康长寿，即使患病，恢复健康也比较容易，这是神能收藏的缘故。

当出现焦虑不安或发怒征兆时，应尽可能控制自己的情绪，马上离开使你不安的环境。可以闭上眼睛默默数数，或放慢讲话的速度，同时深呼吸，放松。

每天做呼吸锻炼，坐在椅子上或躺在床上，先深吸一口气，然后尽量把气全部呼出去。反复做几次，并在呼吸时放松全身肌肉。每次做5～20分钟，每天至少做1次。

愉悦开怀法

一个人情绪的好坏与疾病的发生、发展有着十分密切的关系。人在乐观愉悦时，即使患病也易于治愈。反之，病情易加重且难治愈。因此，只有愉悦开怀，心情舒畅，减少思想负担，再配合药物治疗，才能取得好疗效。

糖尿病患者应多参加集体活动，与社会接触，经常与人沟通和交流情感，使自己的情绪得到宣泄、疏导，达到愉悦心情的目的。同时，家人和朋友的理解、宽容和支持也是必不可少的。

转移注意力法

当糖尿病患者的精神和注意力转移到其他方面时，身体状态也会发生改变，从而减轻病症。

糖尿病患者不要总是将注意力集中在病情上面，要放松心情，尝试做一些新鲜事，以激发活力，产生积极乐观、健康向上的心理，如看书、写字绘画、养花下棋、外出旅游或学习一种新技能等，把生活工作时间安排满，哪还有时间郁闷呢？

体育锻炼法

加强体育锻炼，每日进行一定的体力活动对缓解不良情绪很有好处。如走路、骑自行车、跳舞、打太极拳等，都有助于稳定情绪。发汗是化解紧张、压力、烦躁、郁闷的特效药，运动到微微出汗时，代谢加快，气血畅通，体内的郁气通过呼吸和毛孔排出，心情也就好多了。

晒太阳法

阳光是天然的情绪调节剂，心情不佳时去户外晒晒太阳，沐浴在阳光下，心里的阴霾也会一并扫除，是简单又有效的快乐大法。

睡眠好坏影响内分泌

二维码

睡眠是人体修复时间

人体生物钟与大自然的规律是保持一致的，"日出而作，日落而息"，经过一个白天的活动，夜晚要通过良好的睡眠来缓解疲劳、补充精力、修复损伤。所以，夜间的睡眠是人体自我修复的时间，对健康特别重要。

研究表明，睡眠对保持正常血糖水平有直接影响，每天睡眠少于6小时，血糖升高危险增加3倍。长期睡眠不足或睡眠质量不佳时，就会导致内分泌系统障碍，身体代谢功能失调，引发或加重糖尿病。

从中医角度看，"一夕不卧，百日不复"。夜晚是一天中养阴的最佳时间，夜晚睡眠不好，如长时间熬夜、失眠、多梦、惊悸、易醒等，尤其是夜晚思虑过度，会暗耗阴血，加重阴虚内热的状况，导致脏腑失调，出现消渴。

拥有好睡眠的秘方

①晚上11点之前上床

要养成良好的睡眠规律，每天保证在晚上11点之前上床睡觉，切忌熬夜，可起到调养五脏、养阴补血的效果。

②睡前不过多进食

糖尿病患者晚间可适当加餐，但不能过饱，以免肠胃负担加重，影响睡眠。睡眠不好的人午餐后就不要喝咖啡和浓茶了。

③睡前2小时不运动

运动会引起神经系统的兴奋，最好在白天进行。睡前2小时适合安神静坐，让身心彻底放松。

④睡前远离精神刺激

不在床上看电视、工作、玩手机，晚上不看内容惊险刺激的节目或书籍，不娱乐过度。

⑤静坐放空

上床后应"先卧心，后卧眼"，闭目静坐，让头脑放空，也可听些舒缓的音乐，帮助进入睡眠状态。

⑥创造舒适环境

保持卧室清洁、安静，温度、湿度要适宜。远离噪声，避开光线刺激，不要开灯睡觉。头部不要挨着暖气、暖炉等热源，否则日久引火气，加重人体燥热，导致头重、目赤、鼻干。

⑦找个好姿势

屈膝侧卧，益人气力，尤宜向右侧卧，可减轻心脏负担。仰卧对肥胖者来说，易发生呼吸困难、打鼾、多噩梦，不如侧卧好。

戒烟限酒，改善糖尿病症状

二维码

戒烟可缓解燥渴

越早戒烟，对防治糖尿病越有利。吸烟除了可诱发多种癌症、心脑血管疾病、呼吸道和消化道疾病外，吸烟也是引起2型糖尿病的罪魁祸首。

研究表明，吸烟能使血糖水平升高，并能降低胰岛素敏感性，从而导致糖尿病的发生、发展。吸烟还会引起血压、血脂升高、体内缺氧、血管内壁及肠胃黏膜损伤、呼吸道脆弱感染、加重心血管及微血管病变、加重肝肾功能损害等，不利于各种糖尿病并发症的控制。

吸烟耗血伤阴液，会加重人体阴虚津亏、燥热口渴，而戒烟后，这些糖尿病常见症状会得到明显缓解和改善。

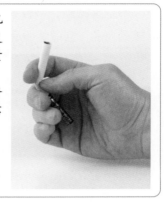

小提示

★ 戒烟要注意方法，戒烟过程往往会让人产生饥饿感，食欲增强，尤其是不少戒烟者在烟瘾发作时以进食来缓解，这样做可能导致摄入热量超标，体重增加，反而不利于血糖控制。

★ 糖尿病患者戒烟时，最好多准备些木糖醇口香糖，烟瘾发作时，充分咀嚼口香糖，转移注意力，还能生津液，缓解口干口渴，一举多得。

饮酒限量莫贪杯

酒比起烟来，限制没有那么严格，不需要禁止，但应限量，不能酗酒贪杯。

中医认为，酒为水谷之气，味辛甘，性大热。少量饮酒可通血脉、散瘀血、行药势、止冷痛，而饮酒过多则会助湿热、伤肝肾、乱神志。对于糖尿病患者来说，酒易生内热，不宜多喝。

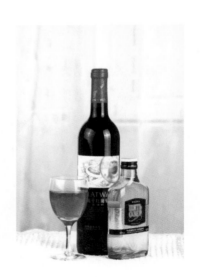

现代研究也证实，长期大量饮酒不利于糖尿病的控制。一方面，酒精伤肝，并直接损伤胰腺，导致消化功能受损，糖类和脂肪代谢随之出现障碍；另一方面，易诱发或加重糖尿病并发高血压、血脂异常、动脉硬化、心脏病等。

饮酒要注意以下几点。

①限量饮酒

每周饮酒不超过2次，每次不超过以下的量。

● 白酒不超过20毫升　　　　● 红酒不超过70毫升

● 啤酒不超过200毫升

特别是啤酒，被称为"液体面包"，"三高"患者尽量不喝。而调制的鸡尾酒以果酒为主，含糖量很高，不利于血糖控制。

②先吃主食再饮酒，切忌空腹饮酒

空腹饮酒容易引发急性低血糖。可以在先吃些主食的情况下，再少量喝点酒，既不容易喝醉，又对平稳血糖有益。

③这些人要严格禁酒

如果血糖控制较差、近期内发生过低血糖者，以及有严重的糖尿病并发症、肝功能不全、血脂异常和痛风者，应严格禁酒。

便秘要积极预防

二维码

糖尿病患者更容易发生便秘。这是由于长期高血糖，导致胃自主神经受损，使胃动力低下，胃排空延迟，肠胃功能紊乱造成的。而且，糖尿病并发心脑血管疾病者，排便过度用力时易引起心脑血管意外，危及生命。因此，糖尿病患者要特别重视大便畅通。

预防便秘有以下方法。

加强运动，适当按摩

加强运动锻炼能全面改善肠胃功能，促进肠胃蠕动，改善便秘症状。

经常进行腹部按摩也能起到预防便秘的作用。按摩时需注意搓热双手，沿肚脐周围顺时针按摩。

养成良好的排便习惯

良好的排便习惯对预防便秘很重要。

● 最好每日定时排便，清晨起床后或早餐后是大肠经最为活跃的时期（5～7点），此时最宜排便。

● 早晨起床后，空腹喝一杯白开水，有助于清晨排便。

● 不要一心二用，切忌排便时刷手机、看书看报，蹲坐时间过长。

- 有便意不要长时间憋着不去。
- 不要长期依赖通便药或泻药，以免自身排便功能受损，加重便秘症状。

饮食调理

便秘有热秘和虚秘之分。

①热秘

热秘多由阴虚内燥、肠胃积热引起，表现为大便干结、小便短赤、面红心烦或口干、口臭、腹满胀痛。此类便秘者要多吃高纤维、多汁液的瓜果蔬菜等食物，如梨、苹果、菠菜、海带等，少吃辛辣油腻等助火耗阴之物。

②虚秘

虚秘则以老年患者居多，常由气阴两虚、排便动力不足引起，表现为排便努挣乏力、气短汗出、大便干燥、腰膝酸软。此类便秘者应多吃健脾益气又润肠的食物，如山药、胡萝卜、黑芝麻等，以达到补益气血、润燥通肠的作用，不宜一味清泻，以免加重虚弱。

| 小提示 | ★ 无论热秘还是虚秘，都适合多吃酸奶。酸奶中的益生菌有助于调整肠道菌群，改善肠道环境，缓解便秘，还能起到补益作用。 | 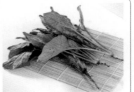 |

小便异常反映血糖控制状况

二维码

多尿是糖尿病的基本症状之一。由于高血糖对人体损害很大，人体为了保护自己，不得不通过尿液排出多余糖分，致使尿量明显增多。

除了尿量大，排尿次数也增多，往往1~2小时就要小便1次。长期的尿多会对肾小球产生一定危害，因此会有不少糖尿病患者并发肾病。

此外，由于尿中含糖量高，卫生不佳时很容易发生尿路感染。

糖尿病患者的小便异常往往是血糖异常的反映，通过加强血糖监测、用药及生活调理，把血糖控制好，排尿异常的状况就会改善。糖尿病患者平时要注意观察小便状况，如有以下情况，应引起高度重视。

尿质异常

观察小便颜色，正常的小便为透明黄色或浅黄色，表示水分充足，水合状态良好。如小便颜色为深黄色，则表示水分不足，应及时补水。

小便有泡沫、发白，表明尿中所含糖或蛋白等物质较高，也可能是由于肾病、尿路感染等引起。此时应加强监测血糖水平，并及时去医院检查肾功能。肾病是糖尿病常见的并发症之一，一定要早防早治。如果尿液呈现浓厚的白色泡沫，即"泡沫尿"，是肾病的典型特征。

尿量异常

当觉得排尿量有异常（过多或过少）时，糖尿病患者最好能准备一个尿壶，记录全天（24小时）的排尿量。在保证饮水量的同时，排尿量应略低于饮水量。

①正常排尿量

正常人全天（24小时）排尿量为1000～2000毫升，平均为1500毫升。

②多尿

全天尿量超过2500毫升，多见于糖尿病、尿崩症、慢性肾炎、神经性多尿等患者。

③少尿

全天尿量少于400毫升，多见于急性肾小球肾炎、肾功能不全、脱水、血液浓缩者。

④无尿

全天尿量少于100毫升，多见于急性肾功能衰竭、肾功能衰竭尿毒症期。

多饮、多尿说明血糖控制不佳，而少尿甚至无尿则更危险，可能已出现脱水，甚至高血糖高渗状态，是糖尿病严重并发症之一，有生命危险。

排尿异常

排尿时有淋漓不尽、排尿困难、尿频、尿急、涩痛等状况，则可能有膀胱炎、尿潴留、尿路感染等糖尿病性排尿障碍，严重时还会伴有发热、腰痛等症状。慢性感染迁延不愈、反复发作是非常痛苦的，应及早治疗。

跟着季节稳血糖

二维码

一年四季循环往复，大自然的变化对人体也会产生影响，尤其是糖尿病患者内分泌本就失调，更应根据季节特点及时调整生活，以提高适应性，使血糖保持平稳。

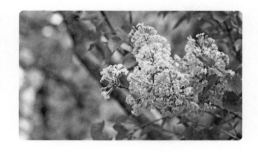

春季

春季多风，天气多变，乍暖还寒。此时不宜过早脱去冬装，以免衣着单薄受风寒邪气的侵袭而感冒。春季还容易出现眩晕头痛、目赤、皮肤过敏等问题，需注意防护。合并高血压、心脏病者春季易急症发作，需加强监测。

在饮食上应多吃清肝降火、降压降脂的食物，如绿叶蔬菜、茶饮等。天气好时可多去户外运动、踏青游玩，既能增强体质，又能疏肝解郁、调畅气血，有利于缓解病情。

夏季

夏季天气炎热，出汗较多，身热烦躁、口干口渴、心悸失眠等症状易加重。在饮食上，除了保证饮水外，还应多吃清热生津的食物，如瓜茄类蔬菜、多汁的水果、绿豆汤等。

夏季要特别注意皮肤护理，经常洗澡、换衣，如有皮肤破损、疖肿等需及时治疗，以免发生感染。夏季是足癣的高发季节，糖尿病患者要积极治疗足癣，避免病菌感染。

秋季

秋季多燥，天气转凉，温差较大，应及时添加衣物，而不要一味"秋冻"，以免诱发心脑血管疾病。秋季皮肤容易干燥瘙痒，应注意皮肤养护，尤其是小腿和足部，避免因抓痒而破溃。

秋季人体的热量需求增加，进食量也变大，血糖不易控制，因此，注意合理安排饮食显得格外重要。秋季是大量瓜果丰收之时，多吃些清凉润燥的食物，如梨、荸荠、萝卜、大白菜等，有助于缓解口干、口渴、烦躁、失眠等症状。

秋季温度适中，宜多出游，登高望远，开阔心胸，以缓解抑郁肃杀之气。

冬季

冬季是糖尿病加重和发生并发症较多的季节，由于天气寒冷，人体汗液难发，尿频、尿多症状更为明显，糖尿病肾病也容易加重。北方有暖气的室内，干燥问题也很突出，应多吃滋养肾阴、补虚润燥的食物，如牛奶、山药、豆制品、黑芝麻等。冬季一般食欲比较旺盛，要注意控制热量摄入，节制饮食，不要补过头，尤其要限制酒肉辛辣。

冬季还要注意保暖，避免寒冷刺激，尤其是并发高血压、心脏病、动脉硬化的糖尿病患者，寒冷刺激容易诱发脑出血、心肌梗死等危症，不可不防。冬季要适度锻炼，增强体质，预防呼吸道感染，但要避免早晚外出，以规避严寒。

第七章

不光要控血糖，还要严防并发症

对于糖尿病患者来说，高血糖并不致命，真正的危险是由于长期高血糖引起的并发症。所以，在控制血糖的同时，严防各类并发症更重要。

二维码

在控糖的同时，管好血压和血脂

"三高"是同源性疾病

心脑血管疾病是糖尿病最为常见的并发症，包括高血压、血脂异常、动脉粥样硬化、冠心病、脑血管病等。人体的血糖、血脂、血压互相影响，相互作用，往往同时发病，或相继发病，且多与腹部肥胖有密切关系。正是由于糖尿病、高血压、血脂异常有相同的病因，常常相伴而生、互为因果，所以，三者被认为是"同源性疾病"。

在治疗糖尿病的过程中，不能只看血糖控制的情况，还要控制好体重、血压和血脂，才能有效地全面改善身体状态，避免并发或加重心脑血管系统疾病。

小提示

★ 代谢综合征是多种代谢成分异常聚集的病理状态，包括腹部肥胖或超重、导致动脉粥样硬化的血脂异常、高血压、糖尿病（或糖耐量异常）。有些标准中还包括微量白蛋白尿、高尿酸血症及促炎症状态增高及促血栓状态增高。这些成分聚集出现在同一个体中，会使糖尿病不断发展、恶化。

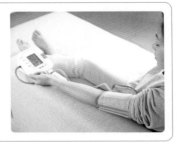

血压、血脂都要达标

糖尿病患者在监控血糖的基础上，还应自备家用血压计（最好为上臂式血压计），经常测量血压。如果血压经常超过140/90毫米汞柱，需及时进行降压药物治疗，不可放任血压长期超标。否则，不仅会诱发心脏病及心血管急症发作，还会加重对肾的损害，导致糖尿病并发肾病甚至肾衰竭。

糖尿病患者在定期体检时，还应密切关注血脂状况。降低总胆固醇（TC）和低密度脂蛋白胆固醇（LDL-C）水平，可以显著降低糖尿病患者发生大血管病变和死亡风险。血脂异常需及时与医生交流，在降糖的同时，配合使用降脂药物。

糖尿病属于心脑血管病的高危因素，血脂的标准要比正常人更为严格。正常人的低密度脂蛋白正常值应<3.37毫摩/升，而有糖尿病患者则应<2.6毫摩/升，极高危人群需<1.8毫摩/升。

管控体重，降脂减肥

防治"三高"的首要工作是控制体重，这需要从饮食和运动上一起出击。

饮食上要以"三低"（低脂、低热量、低糖）为基本原则。应控制总热量摄入，严格限制动物性脂肪和高胆固醇食物的摄入。蛋白质应供应充足，这样可避免出现虚弱现象。饮食要清淡，减少油、盐、糖的用量。多吃含膳食纤维的食物，有利于降脂、减肥、增加饱腹感。

坚持合理运动可以有效改善全身的代谢状况，对代谢综合征的防治至关重要，是"三高"兼肥胖者的必修课。如果BMI值男性≥27、女性≥26，就必须积极减重。

调节情绪，放慢节奏

长期精神压力过大、高度紧张、情志不调会导致血压升高、动脉硬化、内分泌紊乱、心血管负担增加，对于高血压、血脂异常、糖尿病、冠心病等均有很大的影响。

日常生活中，糖尿病患者尽量少着急、少生气，学会克制冲动、调节情绪、冷静思考、宽容大度、不走极端，让内心保持愉悦平和，血压和血糖才能保持平稳。

在工作方面，节奏最好能放慢一些，不要让自己压力过大。日常要科学合理地分配时间，把工作、生活的节奏安排好，保证休息和睡眠，避免出现长期赶时间、过度劳累的现象。

需要警惕的时间点

①夜间

1型糖尿病患者、服用磺脲类药的老人、使用中效胰岛素的老人，容易出现夜间低血糖现象，同时，夜间也是冠心病、脑卒中、心肌梗死等心脑血管急症的高发时间，需特别小心。

②凌晨

清晨起床阶段是一天中血压的高峰时刻，又称为"晨峰期"，高血压、冠心病容易发作，而糖尿病患者在此时也有"黎明现象"，即血糖升高。叠加在一起，更容易加重眩晕、头痛、心慌、乏力、脑供血不足等症状。因此，早上起床应缓慢，先坐起喝杯白开水，再穿衣下地。上卫生间时也要格外注意安全，小心头晕摔倒。

吃对食物，"三高"一起降

常吃这些食物，对降压、降脂、控糖都十分有益。

● 芹菜：可清热除烦、平肝利尿，适合肝阳上亢、眩晕头痛、烦躁、失眠、肥胖、饮食油腻、肝火过旺的"三高"者。

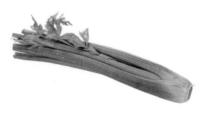

● 冬瓜：可利水消肿、化痰止渴，通过利尿来降压，同时有降脂、控糖、减肥的作用，适合代谢综合征患者。

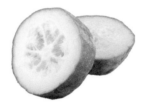

● 大白菜：可清热解毒、利尿通便、益胃生津、除烦止渴，是秋冬季节控糖、降压的常备菜。

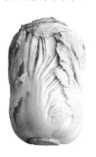

● 白萝卜：可清热生津、下气宽中、顺气化痰，有助于缓解胀气、食积、肥胖、便秘等问题，有一定降压效果。爱生气的人多吃萝卜有顺气作用。

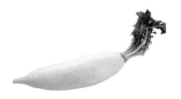

● 黄瓜：可清热利水、生津止渴、减肥降压、消肿解毒、去火除烦，适合阴虚火旺、肝阳上亢的糖尿病、高血压患者。

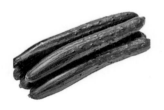

● 番茄：可生津止渴、促进消化、解毒利尿、清热凉血，对稳定血压、降血脂、保护心脑血管有良好的作用。

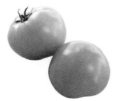

● 苹果：有利于降血压、促进消化、调理肠胃、消除烦躁，尤宜高血压、血脂异常、肥胖、便秘、心烦者。

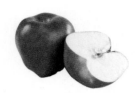

● 柚子：能清热、生津、化痰，可降低血液黏度，减少血栓形成，有助于降血压，预防脑血栓、脑卒中等。

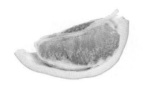

● 梨：可清热凉血、生津润燥、止咳化痰、利尿通便、降压除烦，有助于缓解糖尿病并发高血压者内热烦渴、目赤咽肿、干燥皮痒、口干脱水等不适。

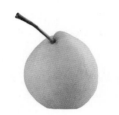

常梳头有助于降压

二维码

梳头可促进头部血液循环，起到疏通经脉、调畅气血、健脑提神、散风明目、缓解头痛和紧张、安定心神、养护头发的作用，对稳定血压，改善高血压、动脉粥样硬化所致眩晕、头痛、失眠等症均有较好的效果。

清晨起床后、每晚临睡前梳头，或感到头晕、头痛时梳头，效果都很好。

每天梳头100下，梳齿需力度适中地刮拭头皮。不刺激头皮、只梳发尾是无效的。

除了常规梳头外，也可用梳子尖部敲打头皮，尤其是头顶正中的百会穴。还可用手指干梳头或用按摩锤敲打头部，降压效果也不错。

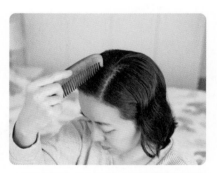

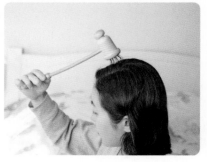

内脏减脂可以这样做

二维码

内脏脂肪型肥胖

内脏脂肪型肥胖者体脂堆积于腹腔内脏周围，脂肪细胞内部膨胀，即"脂肪细胞肥大"。此类肥胖多为苹果形肥胖，腹部大而四肢瘦，对健康的损害更大，患糖尿病、血脂异常、高血压、脂肪肝的概率都较高。

不胖血脂也可能高，内脏减脂越早越好

虽然肥胖和血脂异常存在相关性，但血脂异常并非肥胖者的专属，看上去瘦的人也会出现血脂异常，即皮下脂肪不多而内脏脂肪多。

内脏脂肪型肥胖是看不见的隐形肥胖，可能在不知不觉中就已发生血管硬化的现象，出现颈动脉斑块也十分常见，对心脑血管危险很大。如果没有超重但腰围超标，仍要注意。内脏减脂越早开始，对健康越有利。如果已经患有糖尿病，内脏减脂计划更应及早进行。

降脂首先要加强运动

保持健康的生活方式，是维持正常血脂水平和控制血脂紊乱的重要措施，其中，首要的是加强运动。只要体力状况良好，特别是比较年轻的糖尿病患者，最好通过锻炼的方式，以增加人体耗能，达到降脂目的。如长期坚持快走、慢跑、骑自行车、游泳等运动，降脂、控糖效果都不错。

控制脂肪和胆固醇的摄入

脂肪并非都是有害的，饮食中适当的脂肪摄入必不可少，千万不要因为减脂就"谈脂色变"，拒绝一切脂肪摄入。饮食过素容易造成营养不良、虚弱的状况。在摄入脂肪时，真正应该减少摄入的是饱和脂肪酸和反式脂肪酸，适当摄入不饱和脂肪酸。

①减少饱和脂肪酸的摄入

饱和脂肪酸不易被分解消耗，易沉积在体内，升高胆固醇水平，是造成血脂异常及心脑血管病的元凶。

红肉（猪肉、牛肉、羊肉）及黄油、动物油是饱和脂肪酸的主要来源。其中，肉类越肥，饱和脂肪酸含量越高。因此，少吃肥肉，适量吃瘦肉，少吃动物皮，烹调时少用油煎炸，可以减少饱和脂肪酸的摄入。瘦肉首选鸭肉、牛肉，而猪肉脂肪含量最高，最好少吃。

②减少反式脂肪酸的摄入

反式脂肪酸是植物油氢化产生的，大量存在于氢化油脂、人造奶油、起酥油中，对健康十分不利。当摄入量过多时，可升高低密度脂蛋白胆固醇，降低高密度脂蛋白胆固醇，从而增加血脂异常、动脉硬化及冠心病的危险性。

以下食物可能含有较多的反式脂肪酸，最好少吃：奶油蛋糕、奶油面包、布丁、沙拉酱、炸薯条、曲奇饼干、蛋黄派、方便面、麻花、中式酥皮点心、珍珠奶茶、雪糕、冰激凌等。

③减少胆固醇的摄入

胆固醇摄入过多与血脂异常、动脉粥样硬化、冠心病等有密切关系，血脂偏高者要控制胆固醇的摄入。动物内脏、蛋黄、动物油、鱼子、蟹黄、虾头中胆固醇含量较高，尽量少吃。

鸡蛋以1～2天吃1个全蛋为宜，不宜过多。

④多吃鱼肉和大豆制品

多吃鱼肉和豆制品是糖尿病合并血脂异常患者补充营养、预防虚弱的好选择。

鱼肉肉质细嫩，容易消化，高蛋白、低脂肪，且多为对健康有益的多不饱和脂肪酸，富含维生素和矿物质，胆固醇含量不高，对维护血管健康、预防心脑血管疾病非常有利。

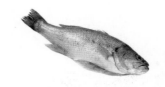

大豆及其制品有"植物肉"之称，含有丰富的不饱和脂肪酸、卵磷脂、蛋白质、大豆异黄酮及膳食纤维。大豆加工成豆制品后，其蛋白质的吸收率显著提高，且口感软嫩，特别适合牙口不好、有心脑血管疾病的老年患者补充营养。

⑤增加植物固醇摄入

植物固醇也叫植物甾醇，对降低胆固醇、维护心脑血管健康有益，主要存在于植物油、坚果种子、豆类中。其中，以玉米胚芽油含

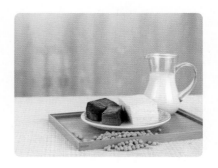

量最高，其次为香油；坚果种子类中开心果含量最高，其次为黑芝麻；豆类中以黄豆含量最高，其次为青豆。

此外，多吃些富含膳食纤维的食物，如蔬菜、水果等，也有利于胆固醇代谢。

预防心脑血管疾病的拍手操

二维码

拍拍手，预防心脑血管疾病

拍手是最简单的保健法。手上有丰富的穴位，尤其是心经和心包经的经络末端都集中在手部，经常刺激可维护心血管健康。拍手还可促进全身经络循环，且能排出人体内的阴寒浊气。经常做拍手操，有助于改善血脂异常引起的动脉硬化、冠心病、心悸、心律失常等心脑血管疾病，还可缓解糖尿病患者常见的双手冰凉、麻木、瘙痒、感觉异常，以及眼花、烦躁、迟钝、倦乏、精神抑郁等不适。

● 双手十指张开，手掌相对，用力反复拍击。

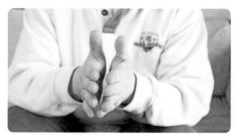

● 用一手指腹拍另一手掌心，换手再拍。

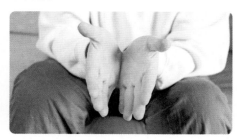

● 先用两手内侧互拍，然后外侧互拍。

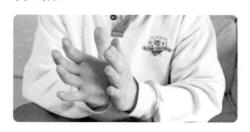

● 用一手手掌拍另一手手背，换手再拍。

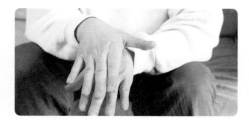

● 用双手手背互拍。

● 左右手虎口部位互拍。

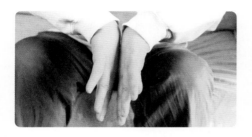

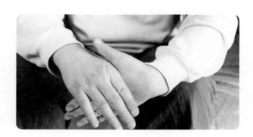

小提示

★ 拍手必须用力，有些痛感效果才好。时间、次数不限。
★ 老年人体弱而腿脚乏力，拍手时最好一边走一边拍，或一边原地踏步一边拍，若只是坐着拍手，而两脚不动，气血灌注两手过多，双脚将更加无力。
★ 拍手声音较大，在室外最好选择空旷人少处，否则易引起他人不满。

午睡一会儿，给血管减压

二维码

保证睡好"子午觉"是简单有效的保养方法，即23点至次日凌晨1点（子时）和白天11点～13点（午时），一定要睡好觉。子时和午时都是大地阴阳交替之时，此时好好休息，有利于人体培元固本、养阴补阳、修复损伤、增强免疫。所以，糖尿病患者除了不熬夜外，还应睡好午觉。

午时是养心的最佳时间，一般在午餐后的这个时间段内，小睡或闭目休息，可起到提神醒脑、补充精力、促进消化、提高工作效率、缓解身心压力、调节情绪的作用，有助于改善高血压、动脉硬化、冠心病等心脑血管疾病。

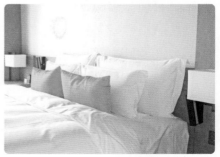

睡午觉最好采用平躺或接近平躺的姿势，把腿抬高，这样可以让大脑和肝脏得到血液，并减轻心脏负担，有利于大脑、心脏养护。平躺也可以缓解肌肉酸痛以及

久坐导致的下肢肿胀，减轻下肢压力，促进血液循环，预防糖尿病并发下肢血管病及足病。

老年人最好能午睡1小时。外出工作的中青年人可在沙发或躺椅上半卧小睡，30分钟即可。即使没有条件睡觉，也应闭目"入静"休息，有利于降低发生心肌梗死的概率。

小提示

★ 千万不要伏案睡觉，这个姿势会减少头部供血，加重头昏眼花、乏力、胸闷、烦躁等缺血、缺氧症状，尤其不利于高血压、心脏病、眼病者。

★ 也不要长时间趴在床上或沙发上休息，压迫肠胃，影响午餐消化。

糖尿病并发肾病，调理饮食这样吃

二维码

糖尿病肾病是糖尿病的严重并发症之一，也是糖尿病不断发展、恶化后的一个趋势。糖尿病肾病多发生于患糖尿病10年以上的患者。常伴有高血压、肌酐清除率下降，如不治疗，一般4年内发展为肾衰竭。因此，预防和延缓肾病的发生和发展，养护好肾脏，对糖尿病患者至关重要。

肾病很难根治，但可以改善。其中，饮食调理非常重要。

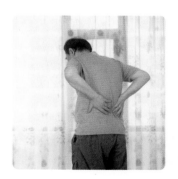

怎样补充蛋白质

还没有发生肾病时，可适量补充优质蛋白质，以保证营养。摄入蛋白质以容易吸收的优质动物蛋白质为主，如牛奶、鸡蛋、鱼肉、瘦肉等。

如果已经出现肾病，应根据蛋白尿的程度及肾功能情况，控制蛋白质的摄入。蛋白质摄入过多，会增加肾脏负担，引起蛋白尿升高、肾功能下降、心脑血管疾病，增加死亡风险。因此，肾功能不全及尿素氮很高时，应及时减少蛋白质摄入，减轻肾脏负担。

糖尿病Ⅳ期之后的患者，尤其出现水肿者，更要严格控制饮食，做到"低蛋白、低钠、低钾、低水"四低饮食，才能有效缓解水肿症状。

①按体重计算每日蛋白质摄入量

每日蛋白质摄入量可以按体重计算，一般以0.8克/千克体重为宜。过高的蛋白摄入，如大于1.3克/千克体重，肾脏会不堪重负，导致肾病加重。但也不能过低，否则不仅不能延缓糖尿病肾病进展，还会造成营养不良、身体虚弱。

已经开始透析的糖尿病肾病患者，蛋白质摄入量可适当增加。

每千克体重的蛋白质每日适宜摄入量

肾病分期	每日蛋白质摄入量（克/千克体重）
Ⅰ、Ⅱ期	<1.0~1.2
Ⅲ期	0.8~1.0
Ⅳ期	<0.8
Ⅴ期	<0.6
	透析者1.0

举例：一位男性糖尿病肾病Ⅲ期患者，体重80千克

每日蛋白质摄入量约为：80×0.8=64（克）

每天摄入以下食物量即可达到蛋白质摄入标准

已发生肾病者需限制蛋白摄入

每日摄入蛋白质（64克）食物量表

食物名称	食物重量	单位重量含蛋白质量	蛋白质含量	备注
牛奶	257克	3克/100克	7.7克	250毫升（1袋）
鸡蛋（全蛋）	50克	14.5克/100克	7.3克	1个
鸡胸肉	253克	19.4克/100克	49克	不带皮
合计			64克	

②多用动物蛋白，少用植物蛋白

摄入蛋白质应以优质动物蛋白质为主，如鱼肉、鸡肉、牛奶、鸡蛋等。鱼肉、鸡肉的肉质更为细嫩，对于比较虚弱者及脾胃不佳者，其蛋白质成分更容易消化吸收。

尽量少食用红豆、绿豆等豆类植物蛋白，因其蛋白质利用率低于动物蛋白，且豆类及豆制品含钾量偏高，多吃容易增加肾脏负担。尤其是晚期糖尿病肾病患者，要限制摄入豆制品。

控盐要更严格

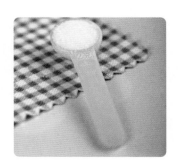

糖尿病肾病患者一定要饮食清淡，减少盐、酱油、味精等高钠调味品的摄入，以免增加肾脏负担。肾病有高血压及水肿时，无法及时将体内的钠离子排出体外，造成腹水、胸腔积液、血容量增加、心脏负担加重，日久会导致心力衰竭。

轻微水肿、高血压者，应低盐饮食，每日3～5克盐。有明显水肿和高血压时，每日2～3克盐。

还要小心"隐形盐"，即酱油、酱类、咸菜、咸蛋、腌制食品、虾皮等高盐食品中看不见的盐。如10毫升酱油含盐1.6～1.7克，10克豆瓣酱含盐1.5克，一小袋15克的榨菜、酱大头菜、冬菜含盐1.6克，一块20克的腐乳含盐1.5克。调味时尽量用醋、姜、蒜等调味品，少用高盐调料。

> 小提示　★ 如果已经出现肾病，尤其是排尿功能出现障碍者，不可食用低钠盐，因其容易抑制钾的排泄，使体内血钾上升。

限制钾的摄入

饮食中要适当限制钾的摄入。肾功能受损时，肾脏排钾受阻，钾元素蓄积体内，容易出现高钾血症，诱发心律失常、心脏衰竭甚至心脏骤停等。高钾血症也是尿毒症患者必须进行透析治疗的指征之一。

糖尿病合并肾病者极易出现酸中毒和高钾血症，所以应控制高钾蔬菜、水果及饮料的摄入，避免发生高钾血症。

● 高钾食物有：土豆、南瓜、番茄、桃、鱼类、牛奶、豆类及豆制品、花生、菠菜、油菜、紫菜、海带等。

● 绿色蔬菜含钾量较高，吃蔬菜时最好不要生食，可用沸水焯烫后，去掉汤汁，再用油炒，可以减少钾的摄入。

● 浓缩果汁和肉汁含钾量也比较高，最好不喝。

多吃益肾和消肿的食物

多吃有益肾和消肿作用的食物，不仅能延缓肾病发展，对排尿异常、水肿、腰酸腿软、阳痿、视物模糊等肾虚症状也有很好的改善作用。

①山药

山药所含的黏蛋白对空腹血糖和餐后血糖都有一定的控制效果。山药还有健脾补肺、固肾益精、强身抗衰的功效，可改善烦热口渴、肺虚咳喘、疲乏无力、脾虚久泻、遗精、带下、尿频等症状，尤宜脾肺肾虚弱的老年糖尿病患者，对防治糖尿病并发肾病、心脑血管疾病等均有益。

湿盛中满或有积滞、腹胀、便秘者不宜多吃山药。

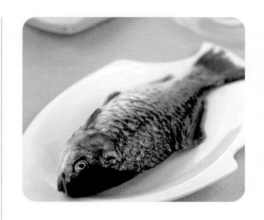

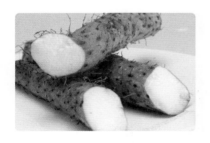

②鲫鱼

鲫鱼所含的优质蛋白容易被人体消化吸收，是糖尿病、肾病、心脑血管病患者的良好蛋白质来源。鲫鱼有健脾利湿、和中开胃、活血通络、温中下气的功效，非常适合老年体虚、脾胃虚弱、精神倦怠、身重乏力、慢性腹泻，以及合并肾病水肿的糖尿病患者滋补调养。

③海参

海参是高蛋白、低脂肪、低胆固醇的营养保健品，也有助于改善胰岛功能。海参还具有补肾益精、养血润燥的功效，可增强体力和免疫力，改善疲倦乏力、腰膝酸软、燥热烦渴、失眠、早衰、视力衰退、便秘、高血压等症状，尤宜气阴两虚、体弱乏力的老年糖尿病合并肾病者。

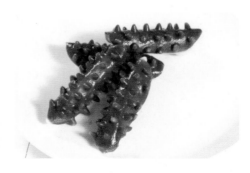

④水肿者可多食清淡利尿的食物

鲤鱼、鲫鱼、冬瓜、绿豆、红豆等食材通利小便、消除水肿的作用较好，用西瓜皮或玉米须煮水饮用，利尿效果也较好，已出现水肿症状的糖尿病患者可以常吃。

⑤其他益肾食物

枸杞子、核桃、桑葚、黑芝麻、香菇等食物益肾效果也不错，糖尿病患者可作为零食，可固肾气、滋肾阴、防肾衰。

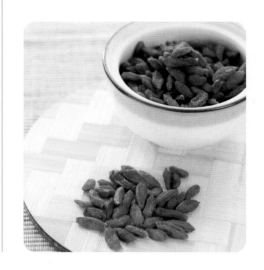

小提示 ★ 核桃仁、黑芝麻脂肪含量较高，要控制好食用量，以免影响血糖。

合理喝水

如果没有尿少、水肿、心衰等情况，水分不要盲目限制，要根据水肿、血压变化情况决定水的摄入量。一般应保证每天喝1500～1700毫升的水，以利于代谢废物的排出。

饮水以白开水、矿泉水、淡茶水为佳。少喝奶茶、汽水、果汁及浓茶、咖啡。

发生水肿的患者，不宜摄入过多水分，当肾脏衰竭且排尿减少时，水分会潴留在体内，增加心脏负荷，加重水肿，甚至出现心力衰竭、心包积液、呼吸困难等。此时的饮水量应根据排尿量和水肿程度而定。

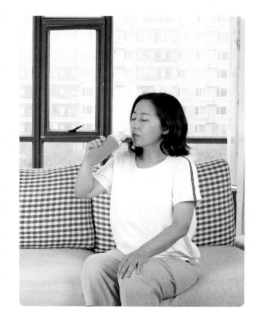

水肿较明显时，每日摄入水量以600～800毫升为宜，不应超过1000毫升。但如果有尿路感染的情况，需增加饮水量。

> **小提示**
>
> ★ 要注意食物本身含的水分。如吃了汤面、馄饨等汤水含量较多的食物，应适当减少饮水量。
> ★ 如果口干、口渴明显且伴有水肿时，可以少量饮用玉米须茶、薏米茶、冬瓜汤等利尿汤水，以利水消肿。

劳逸结合，避免劳累和运动过度

二维码

工作、生活长期处于过度疲劳的状态，容易诱发及加重肾病。除了身体的疲劳之外，经常处于紧张、烦躁、焦急、忧虑、恐惧等不良情绪中，是一种精神上的疲劳，同样十分有害。

过劳伤肾，长期劳累会使人肾精亏损，继而伤及气、血、津液、皮肉、脏腑、筋骨，出现疲惫乏力、腰酸背痛、筋骨痿软、精神萎靡等肾虚状况。

过劳伤肝，肝功能直接影响人体内分泌，导致出现糖类、脂类代谢异常，使血糖、血脂、血压均不稳定。此外，过度疲劳者损耗了太多阴血，而"肝肾同源"，肝血损伤也会伤及肾功能。

房劳也是"劳"的一种，养肾、护肾还要注意控制性生活，不宜过度。

肾病患者日常要注意多休息，让自己不疲累，行动以"缓、慢、轻、稳"为原则，切忌快速跑跳、猛然用力。

过度运动或剧烈运动对糖尿病患者不利，尤其是合并肾病者，可能使肾病加重，并可能诱发眼底出血、心脑血管意外、突发低血糖、酮症酸中毒等。

● 对于病症较轻的患者（无高血压，水肿不明显，无肾功能损害，蛋白尿不多），可以适当进行一些体育锻炼。

● 对于水肿比较明显、血压较高或肾功能不全的患者，需要多卧床休息，以静养为主，切勿过度劳累和剧烈运动。

调节冷热，预防呼吸系统感染

二维码

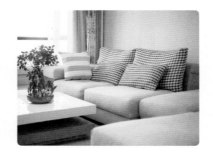

感染是肾病复发、恶化的最常见因素。体内感染会加重肾脏的免疫炎症反应，炎症越活跃，肾脏组织损害越严重。糖尿病患者由于内分泌系统紊乱，自身免疫力会比较低，抗冷热、抗细菌、抗病毒能力均较差。如果发生反复呼吸系统、泌尿系统、皮肤感染等，会加重肾病发展，一定要注意预防。

糖尿病患者对外界冷热的感受能力下降，要特别注意预防感冒以及咽喉炎、鼻炎、气管炎等呼吸系统感染。

①注意保暖，预防感冒

关注天气变化，及时增减衣物，尤其是头颈部、胸背部及足部，切勿受寒。冬季要注意避寒，夏季小心空调凉风，春秋季温差变化大，早晚保暖莫大意，避免反复感冒。

②保持环境卫生

室内定期打扫卫生、消毒，经常开窗通风换气，保持空气新鲜，温、湿度适宜，避免与感染性疾病患者接触。

③适度运动

坚持合理适度的运动锻炼，增强免疫力，一能适度控糖，二能预防各类感染的发生，三能加强肾脏的血液流通，有助于修复肾损伤，延缓肾病发展。

注意个人卫生，避免尿路感染反复发作

二维码

由于糖尿病患者尿中含糖高，卫生不佳时很容易发生尿路感染。尿路感染反复发作，会严重降低肾功能，加快肾病发生、发展。所以，糖尿病患者应做好预防。

● 平时再忙、再急也不能憋尿，有尿意及时排尿。外出活动、长途驾车时尤应注意，有尿路感染史者最好能每2～3小时排一次尿。

● 排尿后尽量用手纸擦净，避免余尿沥在内裤上，成为病菌培养基。

● 排尿时注意观察小便状况，如果小便有白色泡沫，表明尿中所含糖或蛋白等物质较高，也可能是由于肾病、尿路感染等引起。如果有小便淋漓不尽、排尿困难、涩痛灼热，甚至腰痛、发热等，可能有尿路感染、膀胱炎、尿潴留等糖尿病性排尿障碍，应及时就医。

● 内裤应选择宽松舒适、纯棉材质的，以保证吸湿、透气、不紧绷。外裤裆部也不宜紧绷，最好不穿紧身裤，以免造成闷热潮湿的环境而引发病菌感染。

● 内裤应每日更换，单独清洗，切勿和其他衣物在洗衣机中一起洗。洗净后在阳光下晒干，以达到消毒杀菌效果，最好不要在背阴处阴干。

● 勤洗澡，保持外阴部清洁。洗澡最好淋浴，避免坐浴或盆浴。

● 游泳或泡温泉要选择资质正规、能保障卫生之处，户外野地的卫生条件不佳，容易引发感染。

● 性生活不可过度，且应保证卫生。

加强口腔清洁，慎重拔牙

二维码

糖尿病与口腔疾病存在密切关系，可引起或加重牙周病、口腔黏膜病变、龋齿、牙齿松动脱落、颌骨及颌周感染等各种口腔疾病。

糖尿病患者唾液量减少，唾液内葡萄糖浓度升高，pH值下降，使口腔的自洁力下降，口腔内环境改变，易引起各种病原微生物的滋生和繁殖，导致口腔发生多种疾病，如舌炎、口腔黏膜炎、龋病等。另外，糖尿病患者多有血管病变，造成牙龈等口腔组织缺血缺氧，血管内皮损伤，容易受到细菌侵袭。同时，糖尿病患者伤口愈合障碍，导致口腔

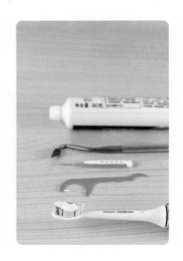

病变迁延难愈。人体长期处于炎症状态，会加剧肾功能损害。急性感染如不及时治疗可能危及生命，因此，糖尿病患者要特别关注口腔健康。

加强口腔清洁

为了防止口腔感染，糖尿病患者平时要加强口腔清洁，及时去除牙石。除早晚认真刷牙外，每次进食后，都要用清水漱口，尽量清除口腔内的食物残渣嵌塞，必要时可用牙线或漱口水。如发生口腔感染，应尽早去医院就诊治疗，不要觉得是小事，放任不管，任由其发展，使炎症长期得不到控制。

为了更好地清洁口腔，可以使用电动牙刷、牙线等护牙洁齿工具，尽可能减少牙病发生。

拔牙要严防感染

糖尿病患者拔牙一定要慎重，在血糖没有得到控制的情况下，是不能拔牙的，否则很容易发生术后感染。等血糖控制良好后，在拔牙前后均应按照医嘱口服或注射广谱抗生素，以防术后感染。

眼睛防护做起来

二维码

糖尿病性眼病引起的失明比一般人高25倍，是导致成人失明的主要原因。27.3%糖尿病患者会出现眼底并发症。长期高血糖状态会影响眼睛各组织结构，几乎所有的眼病都可能发生在糖尿病患者身上，如眼底血管瘤、眼底出血、泪囊炎、青光眼、白内障、玻璃体混浊、视神经萎缩、黄斑变性、视网膜脱落等。其中，尤以糖尿病性视网膜病变、白内障多见，影响也最大。

糖尿病患者要注意呵护眼睛，养成良好的用眼习惯，眼睛出现异常时早查早治，把失明的风险降到最低。除了定期进行眼底检查外，日常也要特别注意保养。

避免用眼过度

用眼过度会使眼压升高，加重眼部疾病，从事脑力劳动的糖尿病患者要特别引起注意。

● 近距离用眼时间不要太长，5米以内的用眼都属于近距离用眼，时间长了，非常容易使眼睛疲劳。

● 避免长时间阅读、书写小字，尤其是读书、看报字号太小的时候，最好使用放大镜，以避免视疲劳。

● 盯电子屏幕时间太长，这样不仅会加重视疲劳，而且屏幕发出的射线也会对眼睛造成强烈刺激，很容易导致视力损伤、干眼症、青光眼、白内障等眼病。在电脑、手机盛行的现代社会，要格外注意眼睛的放松休息。

出门做好眼睛防护

紫外线过强或强光刺激会诱发白内障、青光眼等眼疾，所以，糖尿病患者出门时，要严防紫外线和强光对眼睛的伤害。

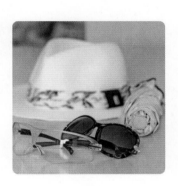

● 户外阳光强烈时，外出最好打遮阳伞，佩戴墨镜和大沿的遮阳帽，夏季尤应重视。

● 夜晚开车时可戴防强光护目镜，避免远光灯过亮，刺伤眼睛。

● 有风沙时可戴框架眼镜或专用防风护目镜，防止风沙刺激眼睛，避免眼部受伤。

● 户外骑摩托车、电动车或自行车时，如果车速较快，最好戴上墨镜或防风护目镜。

注意眼睛卫生

糖尿病患者由于血糖高，很容易引发身体各类感染，对眼睛的卫生状况也需更加重视，尽量避免眼睛发生炎症。

● 平时不要用脏手随意揉眼，眼睛痒或进了异物时，可用清水冲洗，或用干净的卫生纸、湿纸巾、棉签等处理。

● 平时应经常洗脸洗手，使用自己的专用毛巾，不与他人混用。毛巾经常放到阳光下暴晒，减少细菌滋生。

● 隐形眼镜、美瞳直接接触角膜，容易引发结膜炎、角膜感染及损伤，最好不戴或少戴。

● 如不小心得了结膜炎、角膜炎等炎症，应及时用左氧氟沙星滴眼液、氯霉素滴眼液等眼药水控制病情。

避免伤眼食物

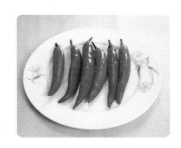

● 人们常说"辣眼睛"，不光是精神上的，现实中辛辣味道对眼睛确实是一种不良刺激，如辣椒、大葱、洋葱、生姜、大蒜、胡椒、花椒、芥末等调味品以及麻辣烫、麻辣火锅、烧烤等食物，眼睛有异常者应尽量少吃。

● 视力不佳、患有各类眼病以及糖尿病、高血压者，一定要少喝酒，以免加重病情。酒精会直接刺激视网膜，使视神经的传导功能降低，灵敏度下降，极易发生充血、水肿，造成视物不清、重影，以及适应光线能力下降。酒精浓度过高时，视网膜损害严重，可造成眼底出血，严重的有失明危险。烈性酒的酒精浓度很高，最为伤眼，尽量戒掉。

改改暴脾气

"肝开窍于目"，糖尿病患者往往有阴虚火旺的问题，其中肝火旺的比较多，而肝火上炎对眼睛健康非常不利。

肝主怒，肝火旺的人特别容易急躁、生气、发怒、心烦，这种"气、急、怒"的状态不仅容易造成角膜充血、眼底出血、视神经受损，还容易引起头晕眼花、血压升高、心率加快。尤其是糖尿病已经并发眼病及高血压、冠心病者，要注意改改暴脾气，让心态平和一些。

避免剧烈运动

得了眼病后，适当锻炼仍然能起到稳定血糖、预防其他并发症的作用，只要视力允许，不应停止。但因眼部的特殊情况，要特别注意安全，避免剧烈运动。

①运动幅度不宜过大，动作不宜猛烈

避免引起眼压升高、头部低于腰部水平线以下、猛烈发力的活动，如举重、俯卧撑、倒立、快速跳跃等。此外，尽量不要参加冲撞、对抗性较强的运动，以免眼部受伤。

②这些休闲运动不要参与

喜欢娱乐休闲运动的人，最好避免参加"勇敢者"的游戏，如过山车、激流勇进、蹦极、跳伞、速降、跳水、潜水等活动，以免对眼部冲击过大，造成眼睛受损或加重眼部病变。

缓解视疲劳的小窍门

二维码

定时休息，适当看远

● 近距离用眼一般45～60分钟，就要停下来闭目休息或起身活动5～10分钟。需要长时间用眼时，可以设置闹钟提醒或手机提醒，以免忙起来忘了时间。

● 休息时站起来走动一会儿，活动一下脖子和四肢，或到窗口向尽可能远的地方眺望，放松眼睛，以减轻视疲劳。

● 家居或办公室多放些绿色植物，既能美化环境，又有助于缓解视疲劳。

● 眼睛疲劳时，可盯住空中的飞鸟，视线随着飞鸟移动，坚持看一会儿，可提高眼肌调节能力，缓解疲劳，增强视力。

梳梳头，做做眼保健操

眼睛感到疲劳酸痛时，用粗齿的梳子梳梳头，最好用力一些，反复刮擦头皮，或用梳子尖头敲打头皮，可以刺激头部穴位，对明目醒脑非常有效。

● 平时多做转动眼球的练习，能改善眼睛周围的血液循环，让眼睛得到充分舒缓和调整。

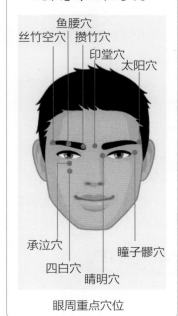

小提示

★ 眼保健操可以每天上午、下午各做5～10分钟，在工作中间休息时做最佳。穴位按揉到有酸胀感时效果更好。

眼周重点穴位

眼球可反复顺时针、逆时针转动数周。注意，转动眼球不宜速度过快，"慢而到位"即可。

● 眼周重点穴位要重点按揉，不仅能明目护眼，还能起到缓解头痛眩晕、提振精神、健脑益智、缓解疲劳、平稳血压的作用。

佩戴度数合适的眼镜

佩戴度数合适的框架眼镜，可以减轻眼睛负担。度数不合适时应尽快调整，不要勉强使用。老年人多近视、老花同时存在，常常是远也看不清，近也看不清，来回调节加重了视疲劳。这种情况不要怕麻烦，要重新配远视、近视两副眼镜，轮换佩戴，尽可能让视力保持最佳，否则可能会加重眼疾。

调高座椅，俯视屏幕

长时间用电脑时，可调高座椅，俯视电脑屏幕。最理想的位置是，电脑屏幕中心应在眼睛视线下方约20度的地方，以缓解视疲劳。

调整室内光线

在看电子屏幕时要注意调节亮度，室内的光源要稳定、适中，不能与屏幕的亮度反差过大。

在比较黑的房间里，一定要把屏幕亮度调低，以眼睛舒适为标准。晚上看电视或电脑时最好开个小灯。晚间把手机屏幕亮度宜调至最低，切忌在黑暗的角落或被窝里看手机。

使用电脑时，注意电脑的屏幕不要正对着或者背对着窗户，避免窗外阳光直接照射电脑屏幕，或者在显示器背后形成强烈的光线反差，加重视疲劳。室内光线太强时最好拉上窗帘。

记得多眨眼

长时间对着电脑者要强化眨眼意识，促进泪液均匀分布于眼睛的角膜表面，防止泪液过快蒸发而造成干眼症，起到润眼作用，尤其在空调房间内。

打乒乓球

打乒乓球时，眼睛会紧盯小球一起运动，对锻炼眼睛有一定帮助。

多吃护眼食物，顺便还能控血糖

二维码

不少食物既有控血糖的功效，又对养护视力非常有益，特别适合糖尿病患者。

枸杞子

枸杞子可滋补肝肾、止消渴、明目、抗衰老，还能控血糖、降血压、防眼疾，改善眩晕、腰痛、失眠等症，特别适合糖尿病合并高血压、肾病、眼病者。

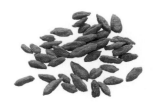

菊花

菊花可散风清热、平肝明目，常用于头痛眩晕、目赤肿痛、眼目昏花。对防治糖尿病合并高血压及各类眼病均有益处。

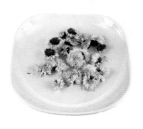

荠菜

荠菜可凉血止血、清热利尿、凉肝明目，对防治高血压、糖尿病、目赤肿痛、眼底出血、白内障、肾炎水肿等都有一定效果。

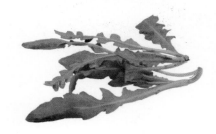

胡萝卜

胡萝卜富含胡萝卜素，在体内可转化为维生素A，维生素A又被称为"眼睛的维生素"，有保护视力的作用。胡萝卜还有健脾化滞、滋肝明目的作用，非常适合糖尿病合并眼病、皮肤干燥瘙痒者多吃。

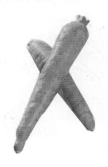

菠菜

菠菜可养血止血、敛阴润燥，常用于心烦口渴、痈肿毒疮及热性出血症，适合糖尿病、高血压、头痛、目眩、风火赤眼、夜盲症、便秘、便血者经常食用。

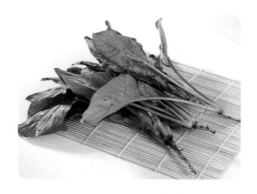

桑葚

桑葚可补血滋阴、生津润燥、止消渴、明目。常用于眩晕耳鸣、心悸失眠、须发早白、津伤口渴、内热消渴、血虚便秘等。适合糖尿病合并高血压、眼病、肾病、便秘、神经衰弱者常食。

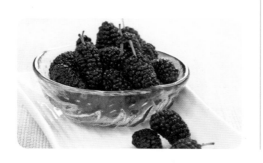

蓝莓

蓝莓富含硒、花青素、胡萝卜素，有活化视网膜的功效，可防止眼睛疲劳，有助于提高夜视能力。用眼过度者宜多吃。

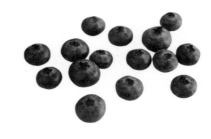

猕猴桃

猕猴桃富含维生素C，可减轻紫外线对眼睛的刺激，延缓白内障的发生。猕猴桃还可去烦热、止消渴、促进消化、通利大小便，适合糖尿病合并眼病者食用。

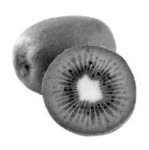

呵护足部，避免皮肤破损

二维码

糖尿病足是糖尿病最严重的慢性并发症之一，极大地影响患者的生活质量。15%～20%的糖尿病患者在病程中会发生足部溃疡或坏疽。

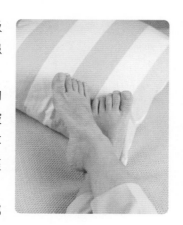

糖尿病足病是因下肢远端神经异常和不同程度的周围血管病变，导致的足部溃疡、感染及深层组织破坏。轻者可表现为足部皮肤干燥和发凉，重者会有不同程度的坏疽、行走困难，情况严重的需要截肢甚至死亡。

在引发糖尿病足的各种诱因中，物理因素（足部溃疡、烫伤、修剪指甲不当、足癣、足趾负荷过大等）占60%～80%。因此，糖尿病患者在日常生活中保护好足部，避免损伤。

仔细检查足部

每天在明亮处彻底地检查一次双脚，特别要注意趾间和脚掌部，检查是否有皲裂、破损、抓伤、水疱、红肿、脚癣等。切勿自己用小刀、锉子去除脚垫，即使是很小的伤口，也应及早就医治疗。已经有周围神经或血管病变者，需定期到医院检查足部。

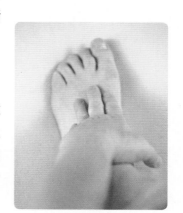

保持清洁，洗脚后一定要擦干

洗完脚后，要用柔软、吸水、浅色的毛巾轻轻擦干水，并检查有无出血和渗液。

尤其是足趾缝间的皮肤，一定要擦干。因为趾缝间最容易残留水分，也是足癣的好发部位，一定要注意保持干燥和清洁，避免细菌及真菌滋生，引起足癣、感染。

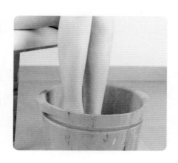

有些人在夏天洗完脚，习惯不擦脚就直接穿拖鞋，觉得反正会自然晾干，还凉快，其实这样做有很大隐患。当足部长时间处于潮湿状态时，特别容易患足癣、湿疹，出现瘙痒、红肿、水疱、溃破等状况，夏季更易发作，且愈合恢复很慢，糖尿病患者尤其要注意防范。

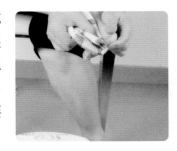

养护皮肤，小心破口与疮癣

● 秋冬季节天气寒冷时可以在足部涂抹一些润肤膏、橄榄油等护肤品，以保持足部皮肤柔软润泽，防止干裂破口，缓解因干燥造成的皮肤瘙痒、脱屑等问题，也能起到一定的防寒、防冻疮作用。

● 涂抹润肤膏时正好可以仔细观察足部有无异常，顺便做做足部按摩，改善局部血液循环，预防足部缺血。

● 足跟皲裂严重者，可以使用专用皲裂霜。

● 切忌过度足疗，尤其要避免针刺、刮痧、贴敷、火疗、熏烤等措施，以免造成皮肤破损、烫伤，引起感染、溃烂。

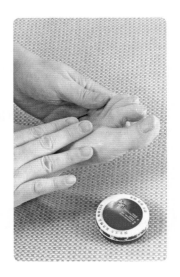

小提示 ★ 糖尿病患者足部如有疼痛、麻木、色素沉着等早期症状，一定要去医院诊治，切勿求助于足疗店。

防治足癣

糖尿病患者有足癣是非常危险的，长期不愈的趾间及足底水疱、糜烂、渗液往往会引起感染，出现脓疱，进而造成足部溃烂坏死。而且糖尿病患者皮肤含糖量偏高，更易患足癣，应加倍重视预防。真菌最喜爱潮湿温暖的环境，防治足癣的关键就是要避免这样的环境。

● 一定要穿透气的鞋和袜子，尤其汗脚者，鞋要经常清洗除臭，袜子要在阳光下晾晒杀菌，不要穿尼龙袜。

● 可使用防臭、透气的鞋垫，以保持足部干燥，避免足部长时间处于潮湿环境。

● 避免与他人共用脚盆、毛巾、拖鞋、袜子，以防相互传染。

● 如有皮肤瘙痒、水疱等，不要用力搔抓，应积极涂药治疗足癣。

● 不要吃辛辣、油腻、上火的食物，饮食清淡，多吃除湿热的瓜果蔬菜，也可起到一定的防治作用。

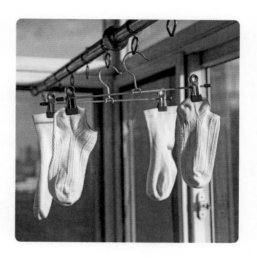

避免久坐，减少开车

坐的时间不要太长，以免下肢血液循环不畅，加重下肢及足部痹阻现象。每坐1小时左右应站起来走动一会儿，切忌久坐不动。

特别要避免长时间双脚交叠、跷二郎腿或盘腿坐，这些姿势会妨碍足部的血液循环，进而容易加重下肢和足部缺血。

由于糖尿病患者的下肢及足部感知功能下降，开车时踩刹车、离合容易掌握不好，还容易突然发生下肢的疼痛、麻木、抽筋等问题，不利于安全驾驶。所以，糖尿病患者应尽量减少驾车出行，尤其要避免长时间开车。如果驾车跑长途，最好能有其他人轮换驾驶，切忌疲劳。

糖尿病患者怎样选择鞋和袜

二维码

怎样选择合适的鞋

● 鞋要宽松合脚，切勿挤脚，鞋子后缘与脚后跟之间要能容纳一根手指，宽度太宽、太窄都不好。脚趾部位尤应宽松，脚趾应能在鞋中稍微活动。以圆头鞋为佳，勿穿尖头鞋。

● 最好选择能包住脚趾的鞋，以加强保护，减少脚趾受外伤的机会。尤其是运动或户外行走时，一定注意保护好脚趾，尽量不穿露趾凉鞋、夹趾拖鞋，减少脚趾磨损。

● 鞋底应柔软有弹性，不能过硬。以平跟、低跟鞋为宜，鞋跟不宜超过3厘米。尽量不穿高跟鞋，尤其是走路不稳的细高跟鞋。

● 鞋子表面及鞋垫均应透气，真皮及棉、毛、布、麻等针织材质均宜，切忌捂脚不透气。鞋面及鞋垫材质均不宜过硬，以免磨脚。

● 穿鞋前先检查鞋内是否有异物或异常，如有小石子等，一定要清除干净。

● 如果穿新鞋，要有适应期。第一天只穿1小时，然后仔细检查双脚有无异常。在脚后跟、脚掌部位加上防磨垫，脚趾部位如有摩擦，可戴上脚趾保护套。

● 冬季外出时的鞋应注意保暖和防滑。由于糖尿病患者足部容易感觉异常，对温度的感觉也较迟钝，保暖不足会加重足部的缺血状态，甚至生冻疮，使足病发作。户外有冰雪时，要特别注意鞋底的防滑性，糖尿病患者容易患下肢血管病变，如果滑倒，危险性比一般人要大得多。冬季在室内，要穿包住脚趾和脚后跟的棉拖鞋，严防受寒。

● 鞋要注意卫生，经常清洗，防臭除菌。容易汗脚、脚臭者可选择防臭鞋垫，或在鞋内放置除臭袋、撒除臭粉等。

● 不要穿按摩拖鞋。虽然按摩拖鞋可以刺激足底穴位，有一定的保健功能，但对于糖尿病患者来说，刺激过于强烈会造成足底疼痛、红肿、皮肤溃破。

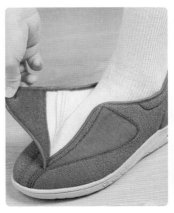
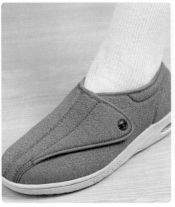
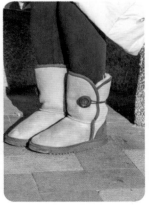

怎样选择合适的袜子

糖尿病患者无论什么季节，都不要赤脚穿鞋，一定要穿袜子，以起到保护足部、减少刺激、避免伤害的作用。

● 袜子应保暖。糖尿病患者足部血液循环不佳，下肢感觉迟钝，足部尤其怕受寒。秋冬季应选用保暖功能强的纯羊毛或加厚纯棉袜子，严防足部受寒、冻伤。冬季在室内活动时，如果室内温度低，可以在袜子外面再穿一层袜套，保暖效果更好。

● 最好不穿高过膝盖的长筒袜、紧腿丝袜等，此类袜子过于紧绷，影响下肢及足部的血液循环，易加重足部缺血。

● 袜子应抗菌。春夏季可选用能抗菌、吸汗、排湿的纯棉或速干袜，保持足部干爽，保护足部不受病菌侵害，预防脚臭、足癣、感染的发生。

● 五趾袜能将足趾分开，减轻足趾皮肤的摩擦挤压，也可减少足趾间因多汗潮湿而产生足癣，对足趾的保护更加充分，非常实用。

● 夏天可以穿只包住脚趾和后脚跟的船袜，材质可以薄一些，起到防磨脚的作用。最好不要光脚穿鞋。

● 糖尿病患者最好穿浅色袜子，因为足部感觉功能差，患者常常足部受伤流血或溃疡破损都不会有知觉，浅色袜子可以让患者及时发现伤口或渗液、脓血，及早治疗。

● 袜子应每天更换清洗，并在日光下暴晒晾干，充分杀菌，保持清洁干爽。

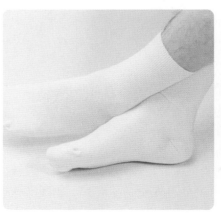
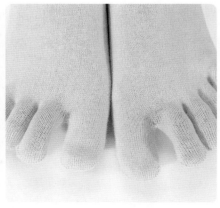

热水泡脚不是每个人都适合

二维码

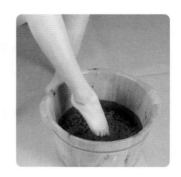

糖尿病患者应每天用温水洗脚或泡脚，这对养护足部是有益的。一方面可保持足部皮肤清洁，减少皮肤破损感染，另一方面能适度温热身体，驱除寒冷，促进局部血液循环，缓解足部缺血症状，有助于预防和调养肢端末梢神经病变。此外，晚上睡前泡泡脚还能提高睡眠质量。但泡脚如果随心所欲，也可能会导致足部损伤。

泡脚的水温不宜超过37℃

由于糖尿病患者多有神经病变，足部感知温度的能力降低，长时间热水（40℃以上）浸泡，容易造成皮肤发红、烫伤，引发足部溃破。

糖尿病患者如果已经出现皮肤对温度不敏感的情况，可能脚烫得通红都不自知。所以，倒好洗脚水后，最好先让家人试试水温，或用温度计测量一下，保证水温不超过37℃，避免烫伤。

泡脚时间不要超过10分钟

即使用温水，每次泡脚时间也不宜超过10分钟，切勿泡到大汗淋漓。糖尿病患者皮肤脆性较大，长时间泡脚容易导致皮肤脱皮，引发皮肤感染。

泡脚时不要用力搓擦

泡脚时不要用力搓擦皮肤，可使用磨脚石（或浮石）在起茧部位轻柔摩擦以软化皮肤。不要使用粗硬的器具磨脚、去死皮或脚垫，不要使用机械装置按摩足部，以免损伤皮肤，造成皮肤溃破。足部有伤时不要泡脚。

> 小提示
>
> ★ 也可以在泡脚水中加入一些中药材，进行足浴。常用的药材有桂枝、红花、桃仁、当归、透骨草、伸筋草、川芎等。可熏蒸，也可泡浴或擦涂，能起到一定的温经通络、活血止痛作用。但只要涉及药材，都有对症的问题，最好不要自己乱用，应请专业医生根据病情指导用药。

修剪指甲要小心

二维码

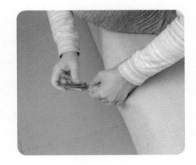

糖尿病患者足部末梢神经相对正常人来说，反应比较迟钝，所以，往往在受伤后很难察觉，以致引发感染，乃至溃烂而引起糖尿病足。修剪指甲不当，容易引起足部感染，糖尿病患者需格外小心。自己修剪指甲时，一旦发生皮肤破损、出血等意外，一定要及时就医诊治。

● 指甲要勤剪，勿留过长，一方面可以减少病菌滋生，另一方面也避免指甲过长而发生劈破或划伤周围肌肤等意外伤害。

● 修剪指甲前，先用温水泡脚，待指甲软化后再小心修剪。

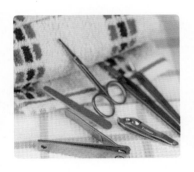

● 尽量用专用指甲刀修剪指甲，不要用大剪刀、竖刀等过于锋利的工具，否则用力不当，非常容易出现皮肤损伤。

● 应水平地修剪指甲，然后用指甲挫将指甲边缘磨平滑，修去毛刺。

● 不要把指甲剪得太短，不要特别修剪指甲两侧，否则容易引发甲沟炎而造成足部感染。

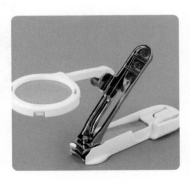

● 如果老年人视力不好，最好使用带放大镜的指甲刀，或由家人代劳，切勿伤及指甲和周边皮肤。

● 不要使用化学制剂、腐蚀性药物（如鸡眼水、除茧剂或鸡眼膏）等来去除足部硬茧、脚垫、灰指甲及过度角化的组织。化学制剂使用不当容易引起皮肤溃破、灼伤等，加重足病。

● 严禁使用碘酒等刺激性的消毒药物，以免侵蚀性、酸性物质损伤皮肤。

● 尽量不要到公共浴室修脚，浴室的修脚师傅虽然经验丰富，但并非专业医生，还增加了交叉感染的风险。

外出旅行及运动中如何护足

二维码

外出旅行时避免赤足行走

● 不少人喜欢赤足走在田埂、草地、沙土地、青石板路上，对于糖尿病患者来说，即便穿鞋，也要避免在凹凸不平的道路、碎石地和鹅卵石路面上行走，以免坑坑洼洼或有尖锐物，使足部关节及脚趾受损。

● 如果必须走崎岖不平的道路，一定要穿上防护作用较好的鞋子，如能护住脚踝、鞋底硬一些的旅游鞋或户外登山鞋等。最好带上拐杖，尽量少负重，以减轻腿部、足部承重。

● 在沙滩上行走最好穿拖鞋、沙滩鞋或洞洞鞋，不要赤足。因为沙滩上经常会有尖锐的贝壳、石子，万一踩到，容易造成足部损伤，不可不防。此外，太阳炙烤的沙滩温度非常高，赤足还容易出现足部烫伤。

● 下大雨时，不要为了方便和舒服，脱鞋赤足行走，最好穿雨靴或防水鞋套。下雨天尽量减少外出。必须外出时，尽量不要踩踏到脏水，应绕行有积水的地方，以免引起足部感染。特别是足部已经有溃疡、创口者，更忌雨天外出。

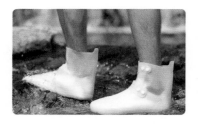

运动锻炼时避免足部刺激

● 如果是血糖长期控制不佳或已经出现神经病变及糖尿病足的患者，一定要控制运动量。尤其要避免长时间站立、行走和跑步，以免足部过度承重和磨损，增加破口、老茧、足趾挤压等问题。

● 赤足健走或跑步被认为是一种有益的锻炼方法，但不适合糖尿病患者。即便是在地面情况很好的塑胶场地也不宜。

● 运动时选择宽松、不磨脚的鞋子，避免做持续、剧烈地跳跃动作。运动后及时观察足部有无不适，如有问题，马上停止运动。

活动足趾和脚踝，改善足部血液循环

二维码

为了改善足部血液循环，糖尿病患者应坚持做下肢及足部运动，并经常变换体位，避免长时间保持固定姿势不动，造成血栓，引发或加重足病。

坐在椅子上时，脚下可垫一个小脚凳，将下肢略抬高，有助于促进下肢静脉血液回流，改善下肢及足部的血液循环，缓解水肿、凉麻、酸痛等不适感。

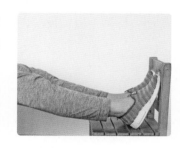

足趾横向伸展

尽力将所有脚趾向外伸展张开，至极限处，保持3秒钟，放松再做。反复做10～20次。

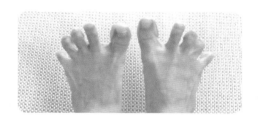

足趾抓握

双脚脚趾一起用力向脚心处蜷缩，类似于脚趾抓地的动作，至极限处，保持3秒钟，放松再做。反复做10～20次。

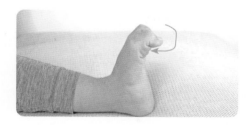

足趾上下伸展

将大脚趾尽力向上翘起，其余四趾向相反方向伸展，保持3秒钟，放松再做。反复做10～20次。

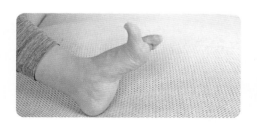

握转脚踝

一手握住脚后跟，另一手握住脚前掌，反复来回旋转20次。换脚再做。旋转速度不要太快，应慢而有力。

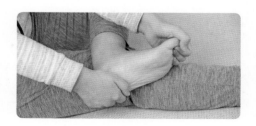

足尖上下翻转

坐正，伸直双腿，上下翻转脚踝。脚尖先上勾，与小腿呈直角，再下压，保持平直。反复做20次。

足尖旋转

坐正，平举单腿，脚尖绷直，用脚尖在空中画圆，顺时针20次，逆时针20次。换脚再做。

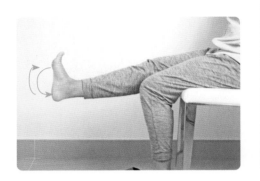
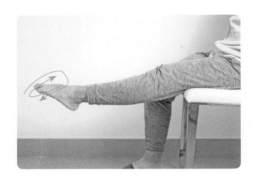

小心皮肤病变，减轻瘙痒、感染

二维码

糖尿病患者皮肤问题多

糖尿病患者中有25%～30%的人会出现皮肤异常，如脓疱、瘙痒、破损、水疱等情况，这是糖尿病并发神经病变的一种表现。很多糖尿病患者的皮肤瘙痒程度与其血糖值成正比。如果血糖降不下来，单纯治疗皮肤病的效果并不好，而只要控制好血糖，皮疹、干燥、瘙痒等症状可逐渐消退。所以，配合医生控制好血糖是关键。

● 糖尿病患者微循环不佳，皮肤容易出现干燥、脱屑、瘙痒，尤以老年糖尿病患者多见。

● 由于尿液中糖含量偏高，对皮肤黏膜产生刺激，阴部容易受病菌感染。特别是女性患者，常发生外阴皮肤及阴道瘙痒。

● 血糖增高使皮肤含糖量增多，为细菌繁殖生长创造了条件，更容易出现皮肤疖肿、脓疱及感染。

● 皮肤一旦发生感染、溃破、损伤（如冻疮、烫伤、挤压伤等）情况，不仅难以愈合，还容易出现坏疽。

> 小提示
>
> ★ 如发现有外阴瘙痒、下肢溃疡坏疽、疱疹、皮疹等皮肤问题，切勿自行涂药或抓挠、挑破，应及时就医治疗。

少穿紧身衣裤，减轻摩擦疼痛

● 发生瘙痒及湿疹等皮肤病时，宜穿纯棉材质的衣服，不宜贴身穿尼龙、化纤、毛毡等容易起静电、摩擦皮肤的衣服。

● 服装要宽松舒适，不宜太紧身，以免过度摩擦患处，引起或加重瘙痒、疼痛等不适，也避免造成皮肤溃破。

● 裤子尤其要宽松透气，不要长时间穿着紧身裤。内裤过紧或穿紧身裤袜，容易造成阴部潮湿闷热，导致外阴瘙痒及尿路感染。

洗浴先试水温，以免发生烫伤

①洗浴水温不宜超过40℃

由于发生周围神经病变后，肢体和皮肤对冷、热的感知能力下降，热水的刺激容易造成皮肤发红、烫伤，还容易加重皮肤瘙痒。所以，无论是淋浴还是泡澡，都要控制好水温，应以34~37℃的温水为佳，不宜过热。

40℃是一个重要界限，超过这个水温，会产生更大的皮肤刺激，也不利于心血管系统的稳定。

> 小提示
>
> ★ 一般家庭电热水器可以控制和调节水温，一目了然。而燃气热水器常存在水温不稳定的问题，一会儿热一会儿冷，不妨多放一会儿水，等水温恒定了再洗浴。

②洗浴时间不宜太长

浴室通风不佳，容易热气蒸腾、缺氧，再加上热水使全身毛细血管扩张，大量血液流向体表，易引发心脑血管供血不足，发生心脑血管意外。

淋浴或泡澡都不宜时间太久，控制在15～20分钟，不能超过30分钟。长时间泡浴还容易使全身血管扩张、血压下降，如果水温又高，水面又长时间没过心脏位置，更容易诱发心脑血管意外。

③注意浴室安全

糖尿病患者多有视力障碍，腿脚易麻木、疼痛，安全问题尤为重要，需注意以下几点。

● 使用洗澡凳：腿脚不灵便者最好配备洗澡凳，可以坐着洗下半身和脚部，一定避免单腿站立洗浴，以防摔倒。

● 有安全扶手：浴缸比较高，且水湿地滑，进出时一定要有手扶的地方，防止摔倒。

● 穿漏水拖鞋或有防滑垫：洗浴时可穿着漏水的拖鞋，舒适柔软，方便防滑。也可以在淋浴室与浴缸内铺上防滑垫。

少用肥皂和浴液

洗澡时经常使用碱性肥皂和浴液，反而会加重皮肤瘙痒。尤其是老年糖尿病患者，日常洗浴时最好以清水冲洗为主，每周用一次浴液就可以了。洗澡时水温不宜过热，不要用力搓擦皮肤，否则也会加重干燥和瘙痒。

注重卫生，不给感染留机会

糖尿病患者要特别注意个人卫生，护理好肌肤。

● 勤洗澡、勤换衣，内裤和袜子每天都要换洗，并在阳光下晾晒干透。

● 毛巾、拖鞋不可与他人混用。

● 被褥、床单经常换洗、晾晒。

夏天少睡凉席

凉席偏硬，容易刺激及擦伤皮肤，且凉席沟缝较多，容易藏污纳垢，造成皮肤刺痒或感染。如果睡凉席，可在上面铺一层纯棉床单，避免皮肤直接接触。

如果是较软的亚麻席，可以水洗的，最好经常清洗、晾晒。不能清洗的，则应经常用湿毛巾擦拭、晒干，以清除尘螨、细菌等。

冬天少用电热毯、暖水袋

冬天长时间使用电热毯，容易引起皮肤干燥、脱水，引发"电热毯皮炎"。且糖尿病患者对冷热反应迟钝，容易烫伤皮肤而不自知。不得不用时，尽量减少通电时间，入睡前关掉电源。身体不要直接与电热毯接触。同时，要加强饮水，避免出现口唇干燥、脱水现象。

同样的原因，把暖水袋放在被子里取暖，如果直接接触皮肤，非常容易烫伤。可在暖水袋外加防护隔垫套。

按摩注意力度

按摩保健对调控血糖、缓解不适有益，但糖尿病患者要注意预防皮肤溃破，所以，在按摩时要小心谨慎。

● 按摩除了直接用手外，也可以用保健锤等，但不要用锋利尖锐的部位，力度也不要太重，皮肤发红时就要停止。

● 手指甲要修剪圆滑，保持清洁，指甲不可过长，以免损伤皮肤。

● 皮肤有伤口炎症、癣疹时不宜按摩。

常做手指操，改善手部微循环

二维码

糖尿病周围神经病变的一个典型表现是肢体末端的感觉异常，如手部、足部等多有麻木、蚁走感、胀痛等不适，这是由于糖尿病患者普遍存在微血管循环障碍。平时多活动肢体末端，可以改善微循环，延缓病情发展。

手指部位为人体6条经络的起止处，穴位分布密集，经常活动可起到疏通经络的作用，对养护心血管、稳定血压、明目止痛都有好处。

手部抓放

● 双手紧握拳，十指向内抓紧。

● 之后快速用力放开并伸展手指，要十指尽量向外拉伸，感觉稍用力。

● 然后再握拳，再伸展。反复进行10～15次。

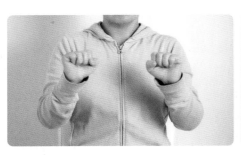 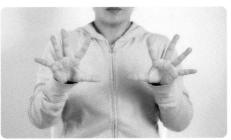

手指拉伸按摩

- 用拇指和食指逐一向外拉伸另一手的每一根手指，每根手指各拉10次。
- 再分别揉捏每个手指的指关节，力度适中。然后换手再做。

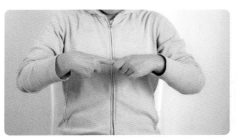 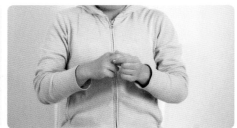

手指弯曲捏圆

- 大拇指逐一与其他各指弯曲捏拢成圆。每两指捏拢时，其他三指尽量伸直，保持3秒钟。
- 连做10次。可以双手同时做，也可以单手做完再换手做。

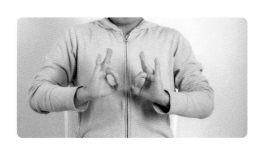

手指反向拉伸

- 将每根手指朝关节弯曲的反方向伸展，至极限处，保持3~5秒钟，换手指再做。
- 注意动作要缓慢，不可勉强用力，有微酸感即可。

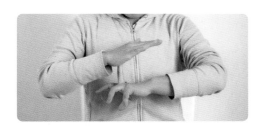

手指对敲

● 双手十指相对，指尖一一对应，用力相对反复敲打（也可用力相对按压）。

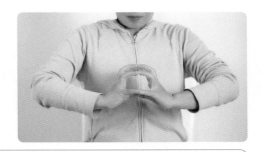

小提示

★ 手指关节操没有任何时间、场地限制，随时随地都可进行。

下肢常活动，改善下肢麻木和疼痛

二维码

下肢也是糖尿病患者经常发生神经病变的区域，经常活动可以改善血液循环，缓解血管硬化、血栓、水肿、腿部麻木沉重、肌肉萎缩等问题。特别是老年糖尿病患者，在运动能力不佳的情况下，要尽可能活动腿部，保持腿脚灵活，以防行走能力快速退化，生活质量严重下降。

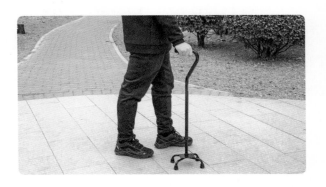

双腿同时抬举

仰卧，双腿自然伸直，双腿同时抬举，与水平成15度左右，保持5秒钟，放下再做，每天10～20次。

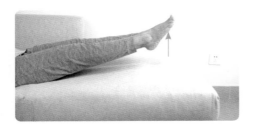

双腿交替抬举

仰卧，双腿自然伸直，双腿交替抬举，高度不限，根据自身能力而定，每天10～20次。

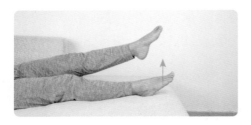

单腿侧抬举

侧卧，下腿自然伸直，上腿伸直向上抬举，至最高处再复原，反复做10～20次。换腿再做。

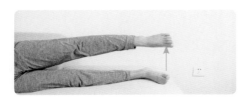

空中自行车

仰卧，双腿在空中做骑自行车的动作，每天10～20次。

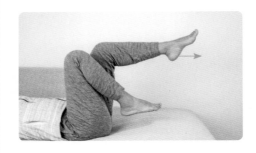

踮脚尖

站立，踮起脚尖至极限处，小腿和膝盖绷直，再放下脚跟，反复做20次。

此动作能增强下肢肌肉力量，改善血运，消除肿胀麻木。

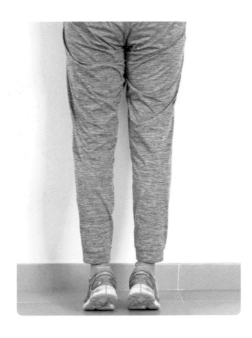

前后甩腿

● 手扶墙，单腿站立，另一条腿抬起，先向前伸直，脚尖绷直。

● 再向后弯曲，勾起脚尖，反复做20次。换腿再做。

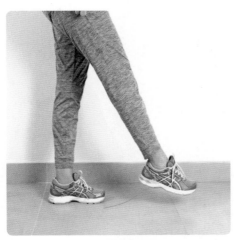

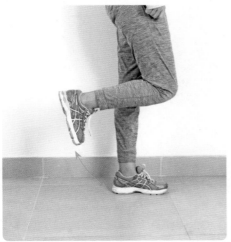

马步摇摆

● 马步站立，两手扶腿，缓缓呼气后拧腰向左，屈身下俯，将余气缓缓呼出。头自左下方经体前至右下方，引颈前伸，自右侧慢慢将头抬起，同时配以吸气。

● 身体恢复马步，缓缓深长呼气。同时全身放松。

● 反方向再做，左右交替进行。

这是"八段锦"中的一个动作，名为"摇头摆尾去心火"。常做有助于锻炼下肢肌肉力量，消除下肢水肿、麻木及胀痛感。

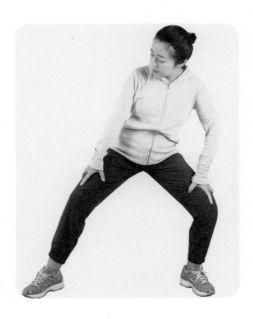

第八章

善用中药调理，
画龙点睛的药膳方

糖尿病在中医中属于『消渴』的范畴，药膳食疗调养有助于控制病情，改善不适，预防并发症。

药膳控糖，对症调养是关键

二维码

糖尿病与中医的"消渴"有很多相似之处，自古就是一种难治的疾病。"缓则治其本"，多以缓图、治本为前提，这也是中医药膳食疗最为擅长的领域。

药膳取药物之性，食物之味，药借食力，循经入脏，调补功能较强；食助药威，治疾而不损正气，服药而未伤胃气；二者相辅相成，相得益彰，是治疗糖尿病等慢性病的辅助方法。

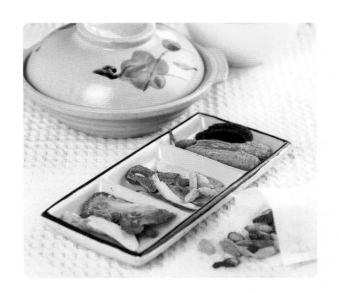

中医调养原则

消渴病以气阴虚为本，燥热为标，病变脏腑主要在肺、胃、肾，尤以肾为关键。三脏之中，虽有所偏重，但往往互相影响。因病程较长，且病因复杂、病情多变，需要根据个体情况，辨证治疗和调养。

从总体原则上看，调养应以调补气阴为主，健脾胃、补肾虚是重点，兼顾化痰瘀、通血脉，才能有效稳定病情，减少并发症。

中医认为，饮食不节是导致糖尿病的重要原因。因此在调养上，仍以饮食为主。中医饮食调养并不像西医那样有严格的数字控制，计算斤两，被数值所累，而是以"富病穷养、七八分饱、粗茶淡饭"为原则，并重在辨证调理，改善不适。

与普通饮食相比，药膳就是在饮食中适当加入一些中药材或药食两用材料，可以起到画龙点睛的作用。

按糖尿病类型调养

调养的关键还在于"对症"，应当根据不同的病情，结合血糖及并发症情况，有的放矢、辨证用膳，并结合糖尿病饮食总量控制原则，才能获得预期效果。从中医角度，糖尿病分以下类型。

①肺胃燥热型

● 主要表现：烦渴多饮，消谷善饥，口干舌燥，身体消瘦，小便频数，大便燥结，舌红脉数。

● 调养方法：清泻肺胃燥热，养阴生津润燥。

● 常用药食：绿豆、水芹、百合、葛根、银耳、梨、山药、瓜蒌、枸杞子、麦冬、西洋参、桑葚等。

②阴虚津亏型

● 主要表现：口渴多饮，尿频色清，手足心热，口干舌红，脉沉细数。

● 调养方法：滋阴润燥，泻火补肾。

● 常用药食：鸭肉、海参、山药、桑葚、甲鱼、枸杞子、五味子、生地黄、沙苑子、葛根、乌梅等。

③阴阳两虚型

● 主要表现：尿频清长，口渴多饮，口干少津，舌淡苔白，脉沉迟。

● 调养方法：补肾温阳，固精缩尿。

● 常用药食：枸杞子、沙苑子、山药、核桃、鹌鹑、乌鸡、生黄芪、熟地黄、太子参、玄参、苍术等。

按并发症类型调养

糖尿病持续发展的结果就是出现多种并发症，所以，中医调养的另一个重点是预防和延缓并发症的发生、发展，改善糖尿病患者的生活质量。

①糖尿病合并高血压

● 主要表现：口渴多饮，头目眩晕，烦躁易怒，尿浊，舌质红，脉弦或细数。

● 调养方法：清肝泻火，滋阴潜阳。

● 常用药食：芹菜、冬瓜、菊花、桑叶、空心菜、玉米须、陈皮、海蜇、茯苓、生地黄、夏枯草、车前子、龙胆草、车前草、薏苡仁（即薏米）等。

②糖尿病合并心脏病

● 主要表现：口渴多饮，尿频量多，心悸气短，舌质暗紫，脉细数或迟涩。

● 调养方法：养心滋阴，活血化瘀。

● 常用药食：鳝鱼、海带、山楂、丹参、太子参、三七、天花粉等。

③糖尿病合并肾病

● 主要表现：口渴多饮，尿浊量多，腰膝酸软，或神疲乏力，畏寒怕冷，遗尿，脉沉迟。

● 调养方法：滋阴补阳，温肾健脾，益气固涩。

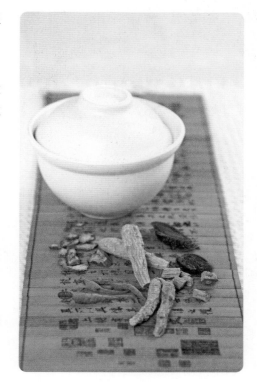

● 常用药食：山药、枸杞子、沙苑子、桑葚、核桃、金樱子、车前子、车前草、覆盆子、五味子、黄芪、苍术等。

④糖尿病合并眼病

● 主要表现：口渴多饮，多食，尿浊量多，两目昏花，目赤涩痛，舌红脉细数。

● 调养方法：益气养阴，清肝明目。

● 常用药食：菊花、山楂、枸杞子、决明子、谷精草、桑葚、胡萝卜、沙苑子等。

⑤糖尿病合并周围神经炎

● 主要表现：口渴多饮，心悸，眩晕，便秘或泄泻，汗证，腰膝酸软，四肢无力，健忘嗜睡，舌苔白，脉沉细。

● 调养方法：补元益气，对症治疗。

● 常用药食：山药、虾、扁豆、甲鱼、灵芝、玄参等。

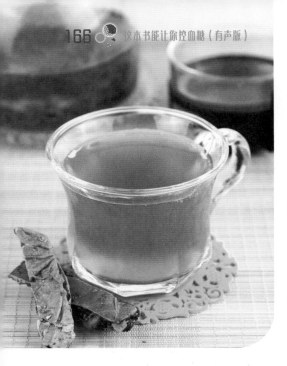

二维码

瓜蒌茶（药茶类）

功效

清热化痰，宽胸散结，润肠通便，常用于糖尿病早期。

材料

瓜蒌15克。

做法

1 将瓜蒌捣碎装入茶袋，放入茶壶中，以沸水冲泡，闷泡15分钟后饮用。

2 可多次冲泡，代茶频饮。

药材小档案

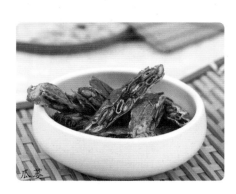
瓜蒌

● 瓜蒌有清热化痰、宽胸散结、润肠通便的功效，常用于痰热咳喘、结胸痞满、肠痈肿痛、大便秘结等。

●《本草纲目》中记载：瓜蒌"润肺燥，降火，治咳嗽，涤痰结，利咽喉，止消渴，利大肠，消痈肿疮毒。"唐代医家孙思邈认为"长服瓜蒌汁以除热"，最宜糖尿病早期的"上消"阶段，可预防疾病的发生、发展。

● 瓜蒌性寒，脾胃虚寒者不宜饮用。

玉壶茶（药茶类）

功效

二维码

益气生津，控糖止渴，治消渴。有多食、多饮、消瘦乏力、口干舌燥、虚烦劳热等症状的糖尿病患者尤宜小剂量常饮此茶。

材料

天花粉、麦冬、人参各适量。

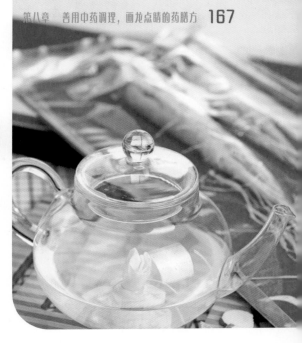

做法

1 取天花粉、麦冬、人参，以3∶2∶1的比例，共研粗末，混合均匀装瓶保存。
2 每日取药粉30克，装入纱布包，置茶壶中，以沸水冲泡，盖盖闷15分钟后饮用。
3 可多次冲泡，以药汁泡尽为止。

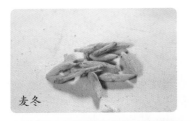
麦冬

药材小档案

● 天花粉为葫芦科植物瓜蒌的根，是一味清热泻火的中药，有清热生津、消肿排脓的作用，常用于内热消渴，是治疗糖尿病的常用中药。

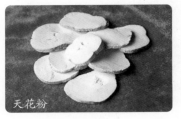
天花粉

● 麦冬可养阴润肺，清心除烦，益胃生津。

● 人参能大补元气，固脱生津，有助于改善糖尿病患者的虚弱症状。

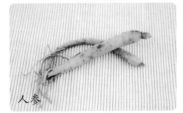
人参

● 胃肠实热、脘腹胀痛或下痢、滑泄者忌服。饮此茶时忌食萝卜、茶叶。

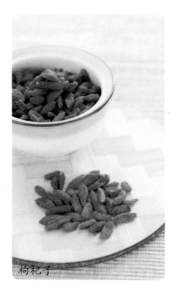

枸杞子

洋参枸杞茶（药茶类）

二维码

功效

益气滋阴，生津止渴，改善虚热烦渴、劳倦乏力等症状。尤宜阴虚火旺、咽干口渴、虚热烦躁、疲乏体倦、虚弱无力的糖尿病患者饮用，并能辅治糖尿病引起的眼病、高血压等并发症。

材料

西洋参、枸杞子各10克。

做法

将各材料放入碗中，冲入开水，浸泡15分钟，即可代茶频饮。

药材小档案

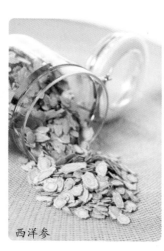

西洋参

● 西洋参是凉补气血的佳品，可补气养阴，缓解疲劳，提高人体免疫力，适合阴虚内热、津干口渴的糖尿病患者。

● 枸杞子可滋补肝肾，养阴补血，益精明目。

● 热证者宜用西洋参凉补，非体虚者不宜，脾胃有寒湿阻滞者忌用。

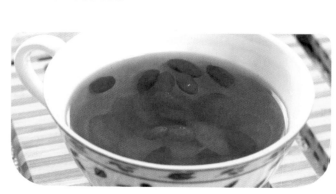

麦冬玉竹茶（药茶类）

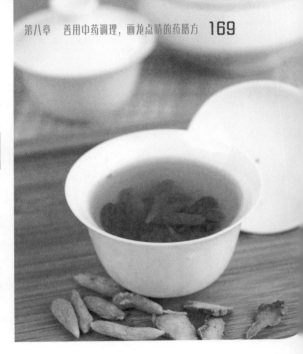

功效

二维码

养阴生津，清心润肺，除烦闷，生津液，止烦渴，改善燥热烦渴、心神烦闷等症状。适合虚热劳损所致津液不足、燥渴消谷、多食易饥、心神烦闷、失眠多梦、心悸健忘、干咳少痰者，尤宜虚烦内热的糖尿病患者。

材料

麦冬、玉竹各15克。

做法

1 将所有材料放入盖碗中，冲入沸水，盖盖闷10～20分钟后即可饮用。

2 可多次冲泡，代茶频饮。

药材小档案

● 麦冬可养阴生津，润肺清心，用于虚劳烦热、消渴、津干口燥，有控糖作用，是治疗糖尿病的常用中药。

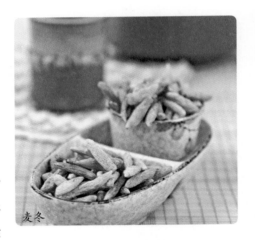
麦冬

● 玉竹有养阴润燥、生津止渴的功效，常用于肺胃阴伤、燥热干渴、内热消渴。

● 脾胃虚寒泄泻、痰饮湿浊及风寒咳嗽者慎服。

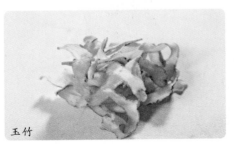
玉竹

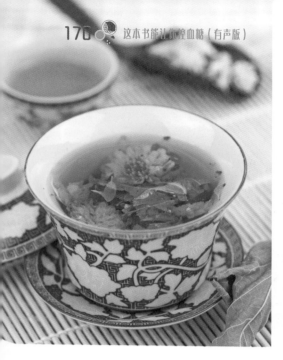

桑菊茶（药茶类）

二维码

功效

清热解毒，生津润燥，清利头目，预防高血压等并发症。适合糖尿病患者日常饮用，对防治高血压、眼病等并发症十分有益。

材料

霜桑叶10克，菊花5克。

做法

1 将霜桑叶和菊花放入茶杯中，以沸水冲泡，闷泡15分钟后饮用。

2 可多次冲泡，代茶频饮。

药材小档案

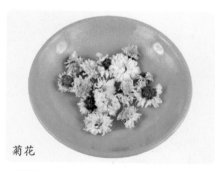
菊花

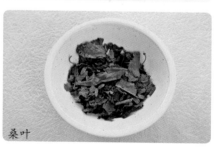
桑叶

● 桑叶有疏散风热、清肺润燥、清肝明目的功效，现代研究证实其有抗糖尿病作用。经霜的桑叶更为甘寒，凉血、明目、止渴的作用更强。

● 菊花可清热解毒，降肝火，散风热，清头目。对风热感冒、发热、头痛眩晕、眼目昏花、疮痈肿毒等均有疗效。

● 桑叶、菊花均为苦寒之品，脾胃虚寒、腹泻、风寒感冒者不宜饮用。

桑葚枸杞茶（药茶类）

二维码

功效

补肾益精，控糖降脂，止渴，明目。可改善糖尿病患者内热口渴、自汗、体虚乏力、多饮、尿浊量多等症状，对预防糖尿病并发高血压、血脂异常、眼病、肾病均有益处。

材料

鲜桑葚100克，枸杞子10克。

做法

1 将鲜桑葚去蒂，洗净；枸杞子洗净，用温水泡软。

2 把鲜桑葚放入打汁机，倒入泡好的枸杞子和泡水，搅打成汁即可饮用。

药材小档案

● 桑葚可滋阴补血，生津润燥，常用于内热消渴、津伤口渴、眩晕耳鸣、心悸失眠、须发早白、肠燥便秘等。没有鲜桑葚也可以用干桑葚代替。

● 枸杞子可滋补肝肾之阴，生津止渴，常用于内热津伤引起的消渴。

● 脾胃虚寒、泄泻者不宜多饮。

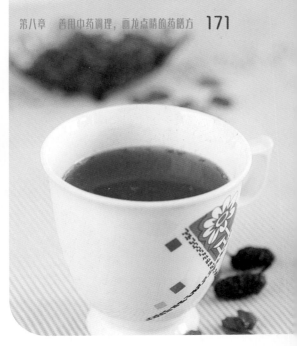

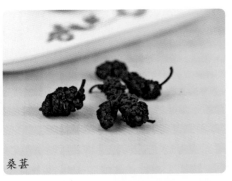
桑葚

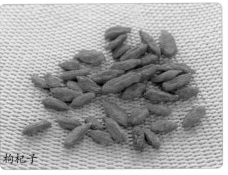
枸杞子

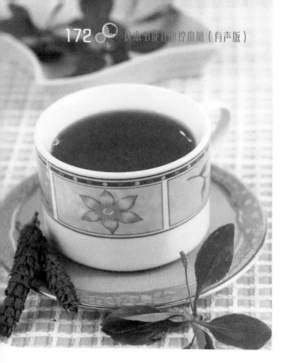

车前枯草茶（药茶类）

二维码

功效

利尿消肿，清头目，控血糖，降血压。适合糖尿病并发高血压、肾病者饮用，有助于改善头痛眩晕、目赤肿痛、尿少、水肿、热淋涩痛等症状。

材料

夏枯草10克，车前草8克。

做法

1 将夏枯草、车前草放入杯中，用沸水冲泡，15分钟后即可饮用。
2 可多次冲泡，代茶频饮。

药材小档案

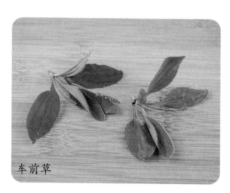
车前草

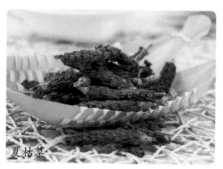
夏枯草

● 车前草可清热利尿，凉血解毒。常用于热结膀胱所致小便不利、水肿尿少、热淋涩痛、尿血以及咽喉肿痛、痈肿疮毒等，尤宜糖尿病并发高血压、肾病、泌尿系统感染者使用。

● 夏枯草具有清热泻火、明目、散结消肿的作用。常用于目赤肿痛、头痛眩晕、高血压等，其降压、消炎作用明显，尤其适合肝火上炎引起的急慢性炎症。

● 脾胃寒弱、气虚、尿频、尿量多者慎用。

葛根丹参茶（药茶类）

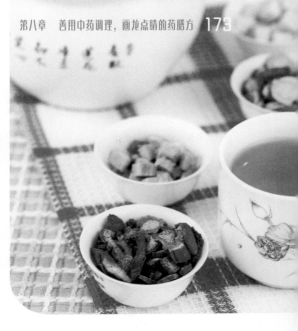

功效

二维码

凉血生津，散瘀化痰，安神除烦。常用于心胸烦热、烦渴口干、失眠心悸、胸闷绞痛、血瘀、水肿、疮疡肿痛，适合糖尿病合并高血压、动脉硬化、冠心病、心绞痛者饮用。

材料

葛根、丹参各10克，茯苓、甘草各6克。

做法

1　将丹参、葛根、茯苓、甘草一起研为粗末，盛入茶包中。
2　茶包置于茶壶中，用沸水泡，盖盖闷20分钟后即可饮用。
3　可多次冲泡，代茶频饮。

药材小档案

● 葛根为糖尿病常用药，可解肌退热，生津止渴，有一定控糖、降压作用，常用于内热消渴、热病口渴、高血压等的调养。

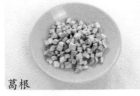
葛根

● 丹参祛瘀止痛，活血通经，清心除烦，是防治血脉瘀阻型心绞痛等心血管疾病的常用药，适合糖尿病并发冠心病等心血管疾病者。

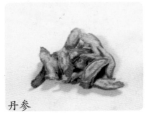
丹参

● 茯苓是除湿良药，可健脾利水，宁心化痰。常用于水肿尿少、痰饮眩悸、脾虚便溏、心神不安、惊悸失眠等，能帮助糖尿病患者运化体内积聚的水湿。

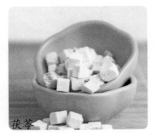
茯苓

● 甘草能补脾益气，清热解毒，祛痰止咳，缓急止痛，调和诸药。常用于脾胃虚弱、倦怠乏力、心悸气短、痈肿疮毒等。

● 此茶活血作用强，无瘀血者及孕妇慎用。

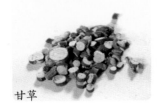
甘草

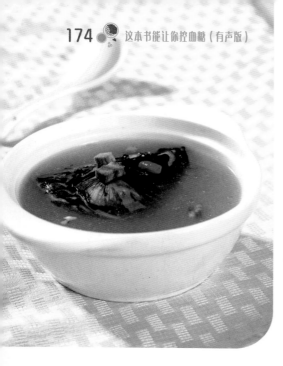

葛根鱼头汤（药汤类）

二维码

功效

滋阴退热，生津止渴，益精养血，止消渴，降血压。此汤有助于缓解烦热口渴、颈项强痛、头晕眼花等症状。适合糖尿病并发高血压、冠心病、眼病、肾病患者常食。

材料

鲤鱼头1个，葛根20克，枸杞子5克。

调料

料酒、姜片各10克，盐适量。

做法

1 鱼头去鳃、鳞，冲洗干净；葛根、枸杞子分别洗净。
2 砂锅中放入鲤鱼头，加适量水烧开，撇去浮末，放入葛根、料酒、姜片，改小火煮30分钟，至肉烂汤浓，加盐调味即可。

药材小档案

● 葛根有解肌退热、生津止渴的功效，可用于内热消渴、口渴多饮、体瘦乏力、表证发热、项背强痛，有控糖、降压作用。

● 枸杞子可调补肝肾，益精养血；鱼头含有丰富的不饱和脂肪酸，有助于保护心脑血管。二者加葛根一起炖汤，可改善糖尿病并发高血压的不适症状。

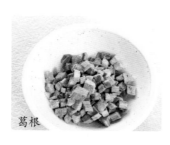
葛根

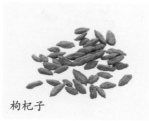
枸杞子

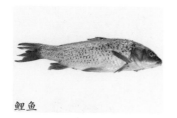
鲤鱼

玉竹瘦肉汤（药汤类）

二维码

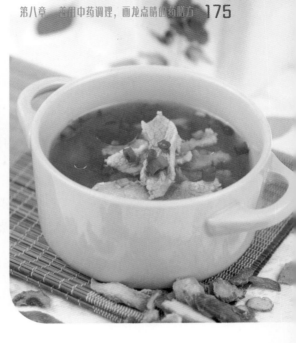

功效

养阴血，除烦躁，止消渴，补虚损，解劳倦。尤其适合阴虚内热、虚劳烦渴、疲倦乏力、消谷易饥、小便频数的糖尿病患者食用。

材料

制玉竹15克，猪瘦肉100克。

调料

料酒、淀粉各10克，香油、盐、香葱末各适量。

做法

1 将制玉竹洗净，放入调料袋中，封好口，放入锅中，加适量水，小火煎煮30分钟。

2 猪瘦肉洗净，切片，用料酒、淀粉抓匀上浆后下入锅中，滑散。

3 再煮沸，拣去调料袋，盛入汤碗，加盐调味，淋香油，撒上香葱末即可。

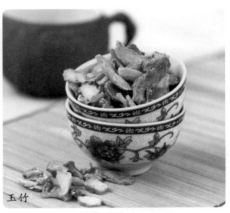
玉竹

药材小档案

● 玉竹有养阴润燥、生津止渴的功效，常用于燥热咳嗽、咽干口渴、内热消渴。

● 玉竹搭配养阴补血的猪瘦肉，可增强补益虚损的效果。

● 痰湿气滞、内寒偏盛、脾虚便溏者慎用玉竹。

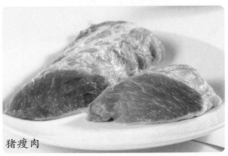
猪瘦肉

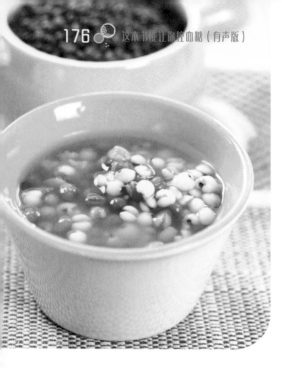

薏米绿豆汤（药汤类）

二维码

功效

健脾利湿，清热解毒，利尿消肿，生津止渴。可改善津干、口渴、烦热、小便不利等症状，尤宜糖尿病并发高血压、肾病者调养。

材料

薏米、绿豆各25克。

做法

1 先将绿豆洗净，放锅中，加适量水烧开，改小火煮30分钟。

2 把薏米淘洗干净，倒入锅中，继续煮30分钟即可。

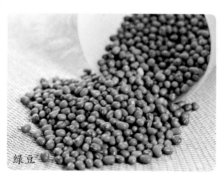
绿豆

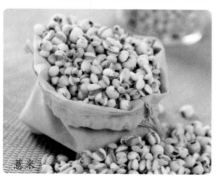
薏米

药材小档案

● 薏米是去除体内湿热的良药，可健脾渗湿，除痹止泻，清热排脓。常用于水肿、小便不利、湿痹拘挛、脾虚泄泻等。

● 绿豆有清热解毒、消暑利尿的功效，适合消渴、内热烦渴、痈肿疮毒、目赤咽痛、水肿、小便不利者常食。

● 脾胃虚寒、寒性腹泻、小便多者不宜饮用。

玉须泥鳅汤（药汤类）

二维码

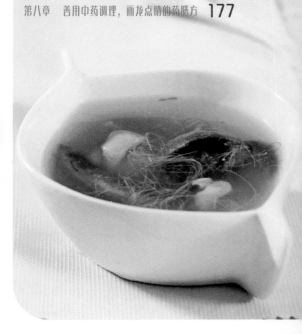

功效

益气补虚，滋阴清热，利尿通淋，控糖降压。适合糖尿病虚弱者及并发高血压、肾病、泌尿系感染者。

材料

泥鳅100克，玉米须15克。

调料

盐适量。

做法

1 将泥鳅掏去内脏，洗净备用。
2 玉米须放锅中，加适量水小火煮15分钟。
3 放入泥鳅，继续煮10分钟，加盐调味即可。

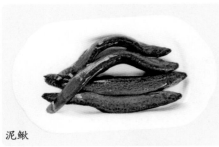
泥鳅

药材小档案

● 泥鳅有暖中益气、滋阴清热、清利小便的作用，能改善糖尿病患者阴虚低热、善饥多食、虚弱乏力的症状。

● 玉米须可止血、利尿，有通淋的作用，有控血糖、降血压之效。可改善口渴、多饮、尿浊、水肿等症状，常用于糖尿病、高血压、肾脏病、膀胱炎等疾病。

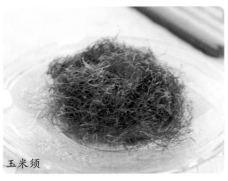
玉米须

● 此汤利尿作用较强，尿频、尿多、尿失禁者慎饮。

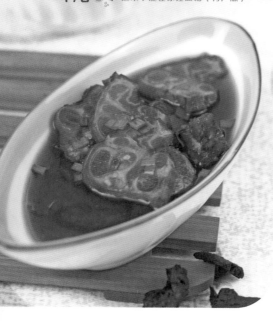

黄精蹄筋汤（药汤类）

二维码

功效

养阴补虚，益脾胃，止消渴，强筋骨。尤其适合糖尿病虚弱、内热、下肢乏力、腿脚不利者调养。

材料

黄精20克，牛蹄筋150克，蒜苗末适量。

调料

酱油、料酒各15克，盐适量。

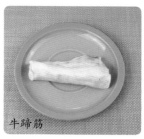

牛蹄筋

做法

1　牛蹄筋放入冷水锅中加热，焯烫后捞出，洗净切片。
2　黄精洗净，切碎，装入药袋。
3　蹄筋片放入锅中，加适量水煮沸，放入药袋，加入料酒、酱油，小火煮2小时。
4　将煮好的蹄筋汤加盐调味即可。

药材小档案

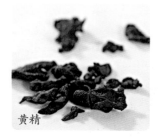

黄精

● 黄精是中医治疗糖尿病常用的药物，可补气阴、健脾胃、润心肺、强筋骨，常用于脾虚阴伤所致面色萎黄、困倦乏力、精血不足、内热消渴、口干食少、筋骨软弱、大便干燥等。

● 牛蹄筋可强筋壮骨、益气补虚，腰膝酸软、身体瘦弱、骨质疏松者尤宜多吃。黄精搭配牛蹄筋，可增加补益气血、强壮筋骨的作用。

● 中寒泄泻、痰湿痞满、气滞者忌用黄精。

合冶汤（药汤类）

二维码

功效

此方出自《石室秘录》，对改善糖尿病各阶段的不适症状均有助益。

材料

熟地150克，山茱萸、麦冬各100克，车前子25克，玄参50克。

做法

1 将所有药材放入砂锅中，加适量水，大火烧开，改小火煎煮30分钟，取汤汁。

2 再倒入水，没过药材，小火煎煮20分钟，取汤汁。

3 把2次取的汤汁混合均匀。每日1剂，分2次饮用。

药材小档案

● 熟地是滋阴补血的常用药，用于内热消渴、阴虚血亏、腰膝酸软、骨蒸潮热、盗汗遗精、心悸怔忡、眩晕耳鸣等。

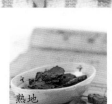
熟地

● 山茱萸补益肝肾，用于内热消渴、眩晕耳鸣、腰膝酸痛、阳痿遗精、遗尿尿频等。

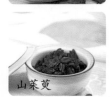
山茱萸

● 麦冬养阴生津，润肺清心，常用于津伤口渴、心烦失眠、内热消渴、肠燥便秘。

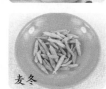
麦冬

● 车前子清热利尿，渗湿通淋，最宜水肿胀满、小便不利、热淋涩痛者。

车前子

● 玄参也叫元参，可凉血滋阴，泻火解毒，尤其滋肾阴效果好，用于热病伤阴、烦渴咽痛、伤津便秘、骨蒸劳嗽、痈肿疮毒等，并有一定的降压、降糖效果。

玄参

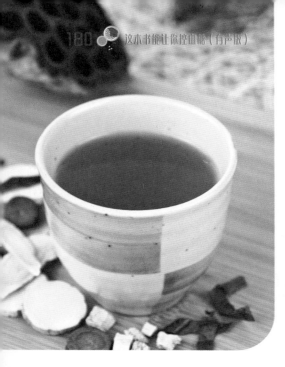

六神汤（药汤类）

二维码

功效

此方出自《三因极一病证方论》，是治疗消渴的传统常用方，对不同程度的糖尿病均有效，尤善治糖尿病口渴。

材料

莲房、葛根、枇杷叶、天花粉、生黄芪、炙甘草各100克。

做法

莲房

葛根

天花粉

枇杷叶

生黄芪

1 将各药材一起打成粉末，装瓶保存。
2 每次取12克，装入茶袋中。
3 用300毫升水煎煮，至剩余200毫升汤汁，过滤去渣后，取汁温热饮用，每日饮服1次。

药材小档案

● 莲房也叫莲蓬，是化瘀止血的常用药。研究发现，莲房提取物对改善2型糖尿病有一定作用。

● 葛根可生津止渴，对热病口渴、消渴等症均有疗效，且可预防并发高血压、高血脂等心血管疾病。

● 枇杷叶可清肺、胃之热，常用于烦热口渴。《食疗本草》记载"煮汁饮，主渴疾"。

● 天花粉，《神农本草经》记载有"主消渴身热、烦满大热，补虚安中，续绝伤"，是治疗糖尿病的常用药。

● 生黄芪是补气要药，常用于治疗血虚萎黄、内热消渴，适合糖尿病体虚乏力、口渴、浮肿、并发肾病者食用。

● 炙甘草能补脾益气，并有解毒抗炎、调和诸药的作用。

炙甘草

第九章
经络穴位保健，辅助控血糖

通过按摩可以疏通经络，畅行气血，激活人体的自我修复能力，对改善体质、提高代谢功能、缓解糖尿病不适等方面均有益处。

腹部按摩促代谢

二维码

腹部是脾、胃、肠所在的消化系统核心区，经常按摩腹部，可使脏腑气血运行通畅，促进运化，新陈代谢加快，特别是胰腺的血运通畅，帮助恢复胰岛功能，增加胰岛素分泌，提高胰岛素活性，起到降低血糖的作用。此外，常做腹部按摩也有利于消除腹部脂肪，对改善腹型肥胖、代谢综合征十分有益。

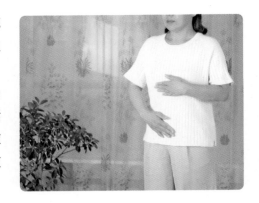

中脘穴

- 所属经络：任脉。
- 取穴：位于上腹部，前正中线上，脐中上4寸，胸骨下端和肚脐连接线中点即是。
- 保健功效：调理脾胃，促进消化和代谢。可治胃痛腹胀、呕逆、饮食不化、疳积、便秘等各类肠胃疾病以及目眩耳鸣、精力不济、神经衰弱等。

天枢穴

- 所属经络：胃经。
- 取穴：脐中旁开2寸。
- 保健功效：理气行滞，消食。可治便秘、腹胀、腹泻、脐周围痛、腹水、肠麻痹、消化不良等，是治疗肠胃疾病的要穴，也有助于腹部减肥。

滑肉门穴

- 所属经络：胃经。
- 取穴：位于人体的上腹部，脐中上1寸，距前正中线2寸处。
- 保健功效：此穴主脾土运化，能全面改善人体的消化功能，促进营养的吸收、输布和代谢，对体形肥胖和瘦弱均有改善作用。常用于治疗胃痛、呕吐、呃逆、肠鸣、泄泻、癫狂等病症，也常用于糖尿病、血脂异常、腹部肥胖者。

大横穴

● 所属经络：脾经。

● 取穴：位于人体的腹中部，距脐中4寸处。

● 保健功效：此穴有除湿散结、理气健脾、通调肠胃的作用。可改善气血瘀滞化热引起的便秘、腹泻、腹痛等问题，并能有效减少腹部脂肪，尤其适合腹部肥满的糖尿病患者进行保健。

气海穴

● 所属经络：任脉。

● 位置：位于下腹部，前正中线上，脐中下1.5寸。

● 功效：益气血，助代谢。可治脘腹胀满、水谷不化、腹痛腹泻、脾虚呕逆、大便不通、遗尿、遗精、四肢乏力、形体消瘦等。

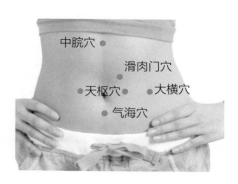

腹部按摩方法

● 以掌根按揉、环摩中脘穴区（上腹部），用力稍重，顺时针50圈。

● 用手掌及四指平推揉摩上腹部，从上向下（方向不能颠倒），从乳根下至脐部，反复20次。

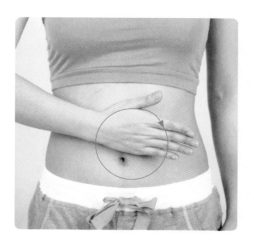

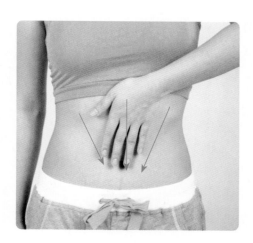

● 用手掌及四指横向平推，摩擦上腹部，从内至外，反复20次。

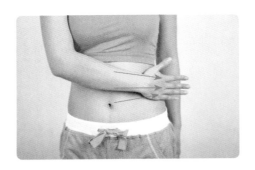

● 右手放在左侧肋骨下，以手掌、掌根或四指从上向斜下方沿肋骨下缘推摩，直推20次。

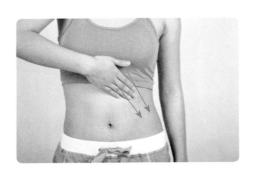

● 将手掌或掌根放在肚脐上（也可以双手掌叠放），环绕肚脐，顺时针按揉摩擦3分钟。

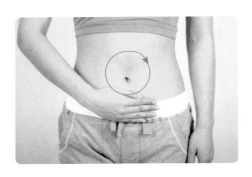

● 双手手掌或掌根置于两侧肋下，向斜下方直推至大腿根内侧。力度稍重，反复20次。

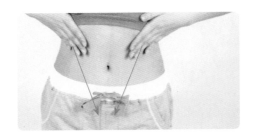

● 虚掌拍击腹部四周（上腹部、下腹部、肚脐四周均要拍到），力量以感觉肌肉震颤为度。一次3分钟，每天2次。

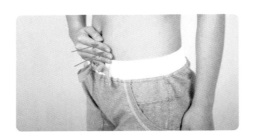

● 用双手五指提拿从胁肋部到小腹部的赘肉，一拿一放，并在拿起时加力捻揉。反复15～20次，以促进脂肪消解。

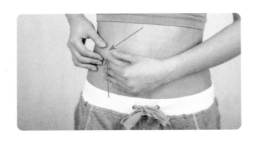

> ★ 腹部按摩不宜在饭后立即进行，离进餐应相隔30分钟以上。
> ★ 按摩腹部一定要搓热双手后再进行，切勿使腹部受寒。
> ★ 直接接触皮肤按摩效果最佳，隔单层衣尚可，隔厚衣作用不大。
> ★ 妊娠糖尿病患者不宜。

腰背按摩养肾气

二维码

　　腰背按摩可起到增强脾胃运化功能、益肾固气、通经活络、延缓衰老、消除赘肉等作用，对增强体质、预防糖尿病并发肾病也有好处。

脾腧穴

- 所属经络：膀胱经。
- 取穴：在背部，第11胸椎棘突下，旁开1.5寸处。
- 保健功效：健脾和胃，可辅治胃溃疡、胃炎、消化不良、肠炎、肝炎、贫血、肝脾肿大、月经不调及糖尿病等。

胃腧穴

- 所属经络：膀胱经。
- 取穴：在背部，第12胸椎棘突下，旁开1.5寸处。
- 保健功效：和胃健脾，理中降逆，可辅治胃炎、胃溃疡、胃下垂、胃痉挛、肝炎、肠炎、痢疾、糖尿病及失眠等。

肾腧穴

- 所属经络：膀胱经。
- 取穴：位于背部，第2腰椎棘突旁开1.5寸处。
- 保健功效：强肾补虚，可辅治腰痛、肾病、高血压、耳鸣、阳痿、精力减退、腰酸腿软等。

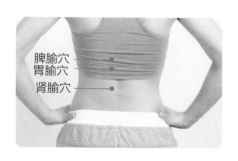

脾腧穴
胃腧穴
肾腧穴

腰背按摩方法

● 双手握拳，反复捶打腰部肌肉，从腰部直到骶部。脾腧、胃腧、肾腧及疼痛处加大力度。

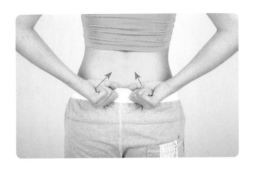

● 用大拇指或指关节轻轻按揉腰部最细处平行线1分钟。此线上有肾腧、命门、志室等穴，有补肾强腰的作用。

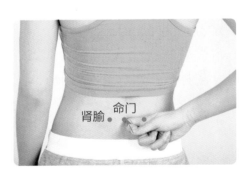

● 叉腰，以四指横摩分推腰后部，从内向外。由后腰横刮至两侧腰眼。20～30次，直到后腰生热。

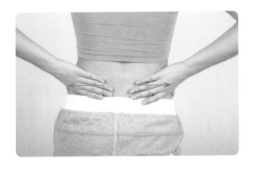

● 将掌根按于背部尽量靠上处，向下直推至腰骶，反复20～30次。用力适度，直到感觉皮肤透热。

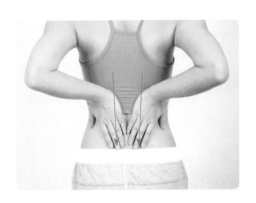

小提示

★ 用保健锤敲打，力度更大，效果更好，强烈推荐。

★ 自己推揉不便时，可以俯卧在床上，由他人按摩，力度大些效果更好。

经常敲敲腿，畅通经络控血糖

二维码

腿部敲打法对于糖尿病患者有益。人体有6条经脉贯穿腿部，其中就有对糖尿病影响很大的脾经、胃经、肾经。经常敲打这3条经络，可起到调和脾胃、保养肝肾的作用，是控制糖尿病、预防疾病发展的有效措施。

腿部敲打法也很简单：用保健锤（或手握空拳），从脚踝内侧开始，由下而上，沿小腿、大腿经络循行方向反复敲打5遍，以酸胀为度。如有痛点，除敲打外，可重点按揉。

腿部后侧及外侧是胃经、胆经和膀胱经，对提高消化功能、调节泌尿系统也十分有益，多敲打能全面改善体质，预防多种糖尿病并发症。

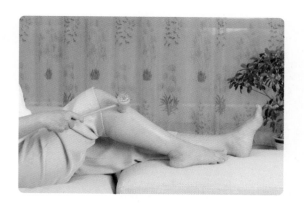

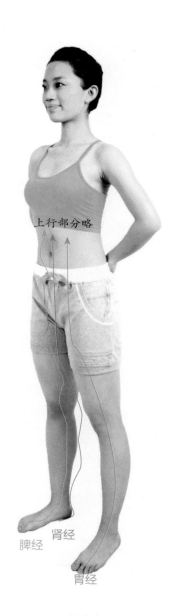

上行部分略

脾经　肾经　胃经

经络走向示意图

保养足三里穴，调理脾胃有奇效

二维码

人体腿部有6条经脉贯通，加强日常保养可使经络畅通，促进人体排除湿浊之气，提高代谢能力，缓解糖尿病患者常见的下肢麻木、酸胀疼痛、疲弱无力、水肿等不适，对防治糖尿病并发症很有帮助。其中，小腿部的足三里穴是调理脾胃的大穴，也是糖尿病患者经络调养的重点。

足三里穴

- 所属经络：胃经。
- 取穴：位于小腿外侧，外膝眼下3寸（四横指宽），胫骨外缘一横指。
- 保健功效：此穴燥化脾湿，生发胃气，是调理脾胃的要穴。尤其对各类胃病、脾胃运化失调等消化系统疾病有特效，对肥胖或消瘦、糖尿病、高血压、心悸失眠、下肢水肿、下肢痹痛等均有调理作用。

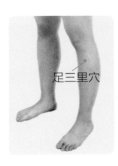

足三里穴

日常保养这样做

- 用大拇指的指尖对准足三里穴，其余四指握住胫骨，大拇指用力按揉穴位，边按边揉（也可以掐按），力度要重，每次3分钟。换腿再做。每天1~2次。

- 用保健锤反复敲打足三里穴及周围区域，或用按摩锤或带尖角的刮痧板刺激足三里穴位。有酸胀、疼痛感之处加大力度，直到感觉酸胀、疼痛感有所缓解。

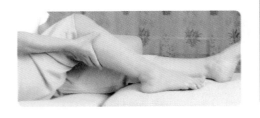

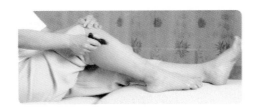

小提示
★ 切勿按到皮肤破损。
★ 妊娠糖尿病患者不宜。

三阴交穴、太溪穴、然谷穴，有助调节内分泌

二维码

三阴交穴

- 所属经络：脾经。
- 取穴：在小腿内侧，足内踝尖上3寸，胫骨内侧缘后方。
- 保健功效：此穴为脾经、肝经、肾经这3条阴经的交会之地，故名为三阴交。糖尿病多与脾、肝、肾不调有关，多按此穴十分有益，可健脾益血，调肝补肾，安神助眠。常用于消化不良、腹胀肠鸣、腹泻、水肿、失眠、小便不利、遗精、妇科病等。

太溪穴

- 所属经络：肾经。
- 取穴：位于足内侧，内踝高点与跟腱之间凹陷处。
- 保健功效：滋阴益肾，壮阳强腰。可用于糖尿病、肾炎、膀胱炎、遗精、遗尿、尿频、失眠、腰痛、水肿、脚气等，也常用于视物模糊、耳鸣耳聋、手足心热、腰膝酸软、关节炎、精力不济、风湿痛等。

然谷穴

- 所属经络：肾经。
- 取穴：位于足内侧，在内踝前下方，足舟骨粗隆下方凹陷中。
- 保健功效：升清降浊，调节内分泌。肾经属水，而此穴属火。然，燃也，是燃烧的意思，此穴可平衡水火，善治阴虚火旺，可缓解烦躁口干、咽喉肿痛、下肢痿痹、遗精、阳痿、小便不利、膀胱炎等病症。

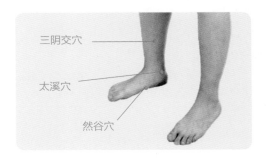

三阴交穴

太溪穴

然谷穴

日常保养这样做

- 分别用力掐揉三阴交穴、太溪穴和然谷穴，边按边揉，每次3分钟。换腿再做。每天1~2次。

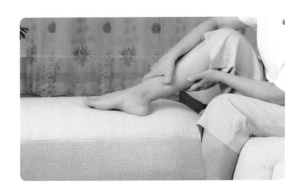

- 用保健锤反复敲打小腿内侧沿线，在三阴交及太溪穴区域加重力度。晚上临睡前敲打效果较好，还有助于睡眠。

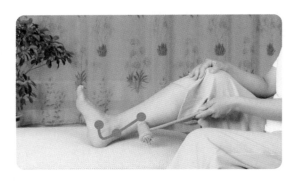

- 用按摩锤反复用力刺激以上穴位，尤其是足踝部的太溪穴和足内侧的然谷穴，以产生酸胀感为宜，保健效果更好。

小提示
- ★ 注意切勿使皮肤破损。
- ★ 三阴交穴对调治男性性功能障碍、女性妇科疾病均有好处，但孕妇刺激此穴位有一定风险，妊娠糖尿病患者不宜。

足底按摩强体质

二维码

糖尿病患者适度按摩足底，对改善全身内分泌、促进足部血液循环、稳定血糖有益，可缓解肢端麻木、腿脚肿胀等问题。

足底反射区

人体的足底是多条经络的起始或终端部位，虽与内脏器官距离很远，但由于经络相连，又与五脏六腑关系紧密。除了经络相连外，足底还有全身各脏腑、组织的相应反射区，通过刺激不同的足底部位，可以起到保养相应脏腑的目的，对缓解糖尿病也非常有益。

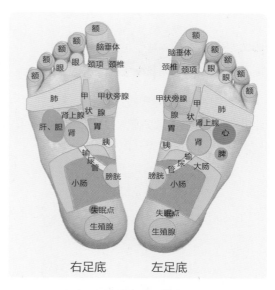

足底反射区示意图

涌泉穴

● 所属经络：肾经。

● 取穴：位于足前部凹陷处第2、第3足趾趾缝纹头端与足跟连线的前1/3处。

● 保健功效：涌泉穴是肾经首穴、要穴。肾经之气犹如源泉之水，从足下涌出，灌溉周身四肢各处，因而涌泉穴在补肾强身、抗衰防病方面有重要作用。常用于精力减退、神疲乏力、失眠、高血压、眩晕、焦躁、糖尿病、肾病、膀胱炎等。

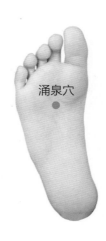

足底按摩的方法

● 用手掌心快速搓脚心，直到脚心发热发烫。

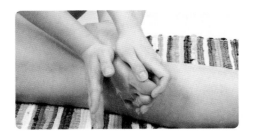

● 用食指指关节或按摩锤反复按摩左右脚底的涌泉穴区。力度适中，至发热、有酸胀感为佳。

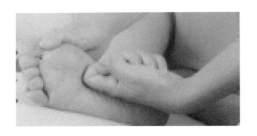

● 用刮痧板尖端或按摩锤反复按摩左右足底的中部区域，包括肾及肾上腺反射区、脾、胃、胰、肝、胆等反射区。

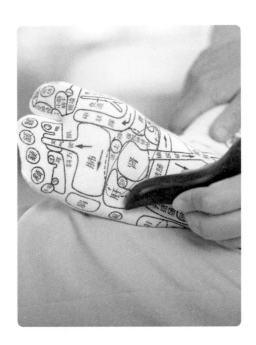

小提示

★ 穿上一双印有"足底反射区"的袜子再按摩，既能找对位置，又能保护足部皮肤，避免按摩过度。

★ 左右脚足底反射区有所不同：心、脾反射区在左足底，肝、胆反射区在右足底。

★ 由于糖尿病患者肢体末端敏感度较差，又存在足部病变的隐患，足部保健时要注意不可过度按摩。糖尿病足患者要慎做足底按摩。